地球研叢書

# 人新世の脱〈健康〉

## 食・健康・環境のトリレンマを超えて

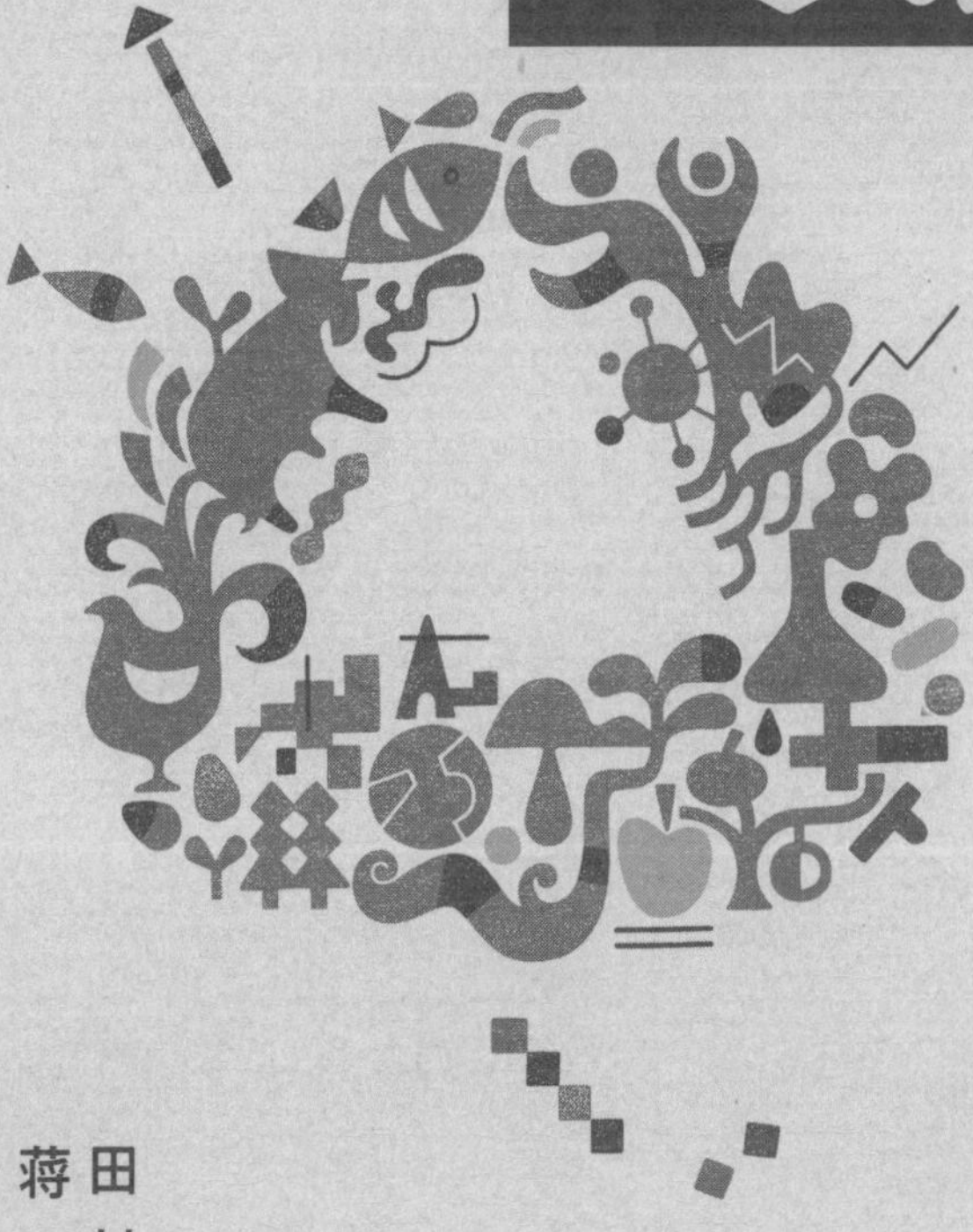

田村典江
蒋宏偉
ハイン・マレー

昭和堂

# はじめに

健康は多くの人の口の端に上る話題であり、人々の関心事である。一般的に「健康である」ことは望ましい状態とみなされていて、人々は健康を維持したり、増進したりするために、いくばくかのお金や時間をかけることを惜しまない。しかしながら、立ち止まって「健康とは何か」を考えてみると、それを具体的に述べることは難しい。本書第４章では世界保健機関（ＷＨＯ）による健康の定義を紹介しているが、そのページをお読みいただければ、いかに健康が一概に定義しづらい概念であるかがよくわかるだろう。

本書が「脱〈健康〉」を書名に掲げた意図もそこにある。健康とは、単純に医療や疾病の枠組みだけで捉えられるものではなく、もっと幅広い人間文化の問題として表れるものである、と筆者らは考えている。したがって、適切な運動と良い食事、睡眠、サプリメントや健康診断といった個人の身体状態の枠組みから脱却して、広く社会や環境の文脈から健康を考える必要がある。読者にそのための素材を提供することが本書のねらいである。

これは何も筆者らが独自に掲げる主張ではない。国連持続可能な開発目標（ＳＤＧｓ）をみてみよう。ＳＤＧｓでは、健康は目標三「すべての人に健康と福祉を」に含まれており、「あらゆる年齢のすべての人々の健康的な生活を確保し、福祉を推進する」ことが目標として掲げられている。しかし、目標三を実現するためのターゲットをつぶさにみると、妊産婦の死亡、新生児の死亡、伝染病や感染症、非感染性疾患による若年死亡といった医学や医療らしいものに加えて、薬物やアルコールの乱用、交通事故、有害化学物質や大気、水質、土壌の汚染、医薬品やワクチンを含む基礎的な医療サービスへのアクセスと、広範な事項が含まれていることに気が付く。すなわち、すべての人が健康的な生活を確保するためには、単に科学技術としての医療が存在し提供されるだけでは不十分で、都市計画や環境保全、教育、産業構造、社会基盤など多様な部門の横断的な関与が必要とされているのである。

健康とは単純に自分の体が病に侵されていないという状態だけを意味するわけでなく、完全に自分で管理できるというものでもない。想像してみてほしい。あなたという個人は、定期的に健康診断を受け、身体に問題があれば治療を受け、医師のアドバイスにしたがい、運動を欠かさず、食べ過ぎ飲み過ぎを慎んで、健康的な状態を保つ努力をしているかもしれない。しかし、大気や水の汚染はあなたの手の届かないところで発生し、突如として目の前に現れて、あなたの健康を損なう。また一方で、あなたが健康を慮って口にしようとしているその食べものは、生産や製造過程で、誰かの健康に深刻な打撃を与えているかもしれない。本書は、食と健康と環境の関係性に注目することで、健康がいかに社会や経済、環境などの関係性のうちに現れるものであるかを示そうと試みるものである。

本書は人間文化研究機構広領域連携型基幹研究プロジェクト「アジアにおける「エコヘルス」研究の新展開」の成果物のひとつである。大学共同利用機関法人人間文化研究機構は、六つの研究所・博物館を包摂する機構だが、所属する各研究機関の支援を行うだけでなく、機構内外の研究機関の連携を促進し、人間文化の視点から、知の総合化や新たな研究領域の開拓を行うことを旨としている。なかでも広領域連携型基幹研究プロジェクトでは、異なる専門性を有する機構内の複数の機関が協業することで、新たな人間文化研究システムの構築や、異分野融合による新領域創出を目指している。

「アジアにおける「エコヘルス」研究の新展開」プロジェクトには、総合地球環境学研究所、国文学研究資料館、国立民族学博物館の三つの機関が参加し、人間文化研究の観点から地域に根ざした学際的・超学際的「健康」研究に取り組んできた。プロジェクトの名称に含まれる「エコヘルス」とは、医療や疾病の観点から捉えられてきた「健康」を、暮らしや生態環境、生業、食生活等との関わりから探求しようという研究の視角であり、その理念や発展の経緯については本書第4章に詳しい。地球研ユニットは特にこの「エコヘルス」概念に着目し、研究を行ってきた。具体的には、アジアのフィールドにおいて、健康と食生活の双方に着目し、それぞれの対象地域が現状にたどりついた過程、すなわち地域生態史を解明しようとしてきた。同時に、アジアにおけるエコヘルスの研究ネットワーク作りや情報発信も進めてきた。

本書出版の直接的なきっかけとなったのは、京都府立大学文学部和食文化学科で開講されている「食と健康」という授業科目である。筆者らは二〇二一年度からこの授業を担当している。同学科は、既存の学問分野の枠を超えて和食を多角的に捉え、生活文化として和食を読み解くとともに、産業としての食の可能性を追求することを理念としているが、多様な文脈から総合的に和食文化を学ぼうとする学生たちに、「「食と健康」という科目を通じて何を提供できるだろうか?」と検討した時から、食と健康と環境のトリレンマ（三すくみの状態。三つの選択肢が牽制しあって身動きのとれない状態のこと）を中核に置く本書の構想が始まったといえる。

本書は次のような構成となっている。第1章から第3章は総論にあたり、第1章では、まず、一万年以上にのぼる人間の歴史において、人間の生活のパターンが変化するにつれ、健康がいかに変化してきたかを通観する。続く第2章では、本書のテーマである食と健康や環境の結びつきについて、二〇世紀後半の展開を検討する。第3章では、繰り返し起こる新興感染症の発生と伝播について、具体的な事例を用いてその構造を解説する。

第4章、第5章ではエコヘルスを取り上げている。第4章はエコヘルスという研究分野が誕生した経緯やその歴史について述べる一方で、第5章では、フィールドからエコヘルス研究の具体的な事例を紹介する。第6章は、一転して、日本の魚食習慣の変化を取り上げる。そして第7章では、本書全体を振り返るとともに、今後に向けて目指すべき食と健康と環境のあり方について論じる。

健康の複雑さ、あるいは多義性を反映するかのように、本書の内容もまた多様である。大きな歴史についての章もあれば、フィールド事例の章もあり、また学問分野や国際ネットワークの発展とその裏側に触れた章もある。大まかな構成はあるものの、各章は独立しているので、どこからお読みいただいても構わない。興味を抱かれたところから読み進めていただければ幸甚である。

田村典江
蒋　宏偉
ハイン・マレー

目次

# 第1章 人類と健康の歴史

ハイン・マレー
（小林優子訳）

# 1　農耕社会の誕生

人類の歴史を振り返ると、その自然との関わり方にはある一定の長期的な傾向と、広範なパターンを見出すことができる。農業そして産業が出現したことによって、食料の入手方法、移動手段、定住化の進む居住形態、社会を支えるエネルギー源などに、劇的な変化が起こった。こうした社会の変化が歴史にもたらした影響は絶大で、新石器革命や産業革命という名が与えられるほどである。「健康の歴史」を専門とする研究者らによって、当時の人々が苦しんだ主な病気の種類とその原因にも、根本的な変化をもたらしたことが明らかにされており、このような変化は「疫学転換」と呼ばれている。本章では、人類の健康の歴史の概要に触れ、なかでも生活様式（食）、居住様式（移動、小集落、都市）、社会構造（社会階級、不平等）のパターンが健康の歴史の変遷にどのような役割を担ってきたのかに着目する。[※1]

ホモ・サピエンスは、約一万年前までは、狩猟採集型の暮らしを送っていた。三〇～四〇人程度の小集団で移動し、食用植物を採取したり動物を追い狩ることで食料を確保し、生計を立てていた。つまり、少人数の集団という形態と頻繁に移動する生活によって、その土地ごとにあるさまざまな資源を枯渇することなく利用することができていた。こうした狩猟採集社会は、集団内での貧富の差や社会的地位の差が小さく、比較的「フラット（平坦）」だったとされており、食料が限られている場合でも、集団内で分配されていた。二〇世紀に入ってからの狩猟採集民族の研究では、その食生活が非常に多様であることもわかってきた。例えば、アフリカ南部の乾燥したカラハリ砂漠に住むクンサン族の場合、その狩りの対象となる動物は常時三四種に上り、時にはさらに二四種が加わることもあった。さらに、一四種の果物と木の実、一五種のベリー類、四一種の植物の根や塊茎、一七種の野菜を採集し食していた（Barrett & Armelagos 2013: 20-21）。こうした狩猟採集型の食事は、タンパク質と食物繊維を豊富に含む一方、飽和脂肪が少ない。また、その多様性に富んだ食事は、免疫システムの強化にもつながっていた。しかし、狩猟採集民の集団内でも、はしかなどの急性感染症が時折発生していた可能性がある。重篤なケースでは、集団に壊滅的な影響を与え、集団内のほとんどあるいは全員が命を落としていたかもしれない。だが、急性感染症の病原体が生き延びるには、大きな宿主集団が必要である。狩猟採集民族は、集団の規模が小さく、他の人間集団から相対的に隔離されていたため、病原体は宿主の命を奪った時点で消滅していた可能性が高く、大規模な広がりをみせることはなかったと考えられる。また、狩猟採集民が、病原性の低い微生物や寄生虫にも感染していた可能性もあるが、あまり被害は大きくなく、ほとんど発生しなかったか、発症したとしてもさほど深刻な症状にはならなかった。このように、概して、狩猟採集社会においては、人々は多様性に富む健康的な食べものを平等に分配して食し、急性感染症が健康上の大きな脅威となることもなかった。

しかし、こうした社会の様相は、農耕社会への変遷とともに大きく変わることとなった。研究者の間では、何がこのように複雑に絡み合った社会の転換を引き起こしたのかについて、広く議論がなされている。農業技術の進歩が人口増加につながったのか。それとも逆に、人口増加によってより集約的で高度な農業生産が必要になったのか。いずれにせよ、明確なのは、約一万年前頃から、人類社会は農業の発展と、より大規模な定住型の居住形態を軸に、大きな変化を遂げていったという点である。まず、それまでは自然のなかで採集していた植物を、栽培するようになった。そして、種子や実が大きいなど、好ましい性質を持つ植物を選抜し収穫することで、徐々に遺伝子構造を変化させていった。人々は、畑を常設し積極的に種を蒔き管理するようになり、程度の差はあるものの、耕作地の近隣に集落を作って定住するようになった。ここでも、農耕生活への移行が定住を促したのか、それともその逆の流れだったのか、研究者の間では議論が繰り広げられている。ともかくにも、農業と定住という二つの要素は密接につながっていた。犬（狼）に始まり、牛、山羊、羊、馬、豚、鶏、蜂などの多くの動物種が家畜化され、初期の農村では人間と家畜が混在するようになった。やがて、いくつかの集落は町や都市へと発展していった。このような都市文明は、より複雑な社会構造を基盤としており、食料やその他の生活必需品を専門に生産する集団がおり、農業から切り離された暮らしを送る人々は、戦士、行政官、宗教家、支配者などの専門階層を形成していった。こうした社会的な分業によって、田舎と都市の間の分断や職業の階層的組織化が進んだ。

このように人々の暮らしが移り変わったことで、人間の健康状態と病気のパターンも大きく変化を遂げた。それは「第一次疫学転換」と呼ばれている。意外に思われるかもしれないが、考古学的調査の結果から、先進的な農業社会の住民の健康状態は、全体的にみると狩猟採集民と比較して、劣っていたのではないかと示唆されている。発掘された骨や歯を調べたところ、農耕民族は狩猟採集民族よりも低身長で、発達に遅れがみられ、短命であったことが判明しており、子どもの死亡率も高かったようである。考古学的発掘調査で発見された花粉や胞子の研究から、集約農業では、デンプンを含む食料が大量生産される一方で、全体的な栄養の多様性は低下していたことも明らかとなっている。また、狩猟採集民に比べ、農耕社会では階層化が顕著に進んでおり、穀物などの農作物はこれまでの食料より長期保存が可能で、生産地から離れた場所に運ばれ、権力者や都市住民の食料となった。農耕社会では、狩猟採集社会に比べて食料が平等に分配されることはなく、権力のない集団は栄養不足に陥り、定期的に飢饉が発生していた可能性も示唆されている。

また、初期の農耕社会の遺跡から発掘された骨から、感染症増加の兆候も確認されている。急性感染症が多発した要因のひとつとしては、人々が孤立した集団ではなく、多くの人々と直接接触する村落で生活するようになったことが挙げられる。ゆるやかにつながった集落で構成された社会は、急性感染症の持続に不可欠な大規模な宿主集団を生み出した。さらには、集落に家畜がいたことで、動物から人間へと「波及」し、そして人から人へと感染する「人獣共通感染症」の発生にもつながった。天然痘や結核の存在は、三千年前のエジプトのミイラにまで遡り、その起源は牛ではないかとされている。また、はしかは牛疫ウイルスから、インフルエンザは水鳥から発生したと考えられている。これらの病原体が事実上人から人に感染するようになった後、それまで感染の連鎖継続に必要であった動物宿主はお払い箱となったのである。

したがって、新石器時代に農業が発展するなかで、急性感染症の被害が増大し、人間の健康状態も悪化していった。こうした疫学転換は、摂取する栄養の多様性が損なわれていったことで免疫力が低下したこと、定住化が進み人口が増加の一途を辿ったこと、家畜と接触する暮らしが定着したこと、社会的階層に準じて食料へのアクセスが不平等になっていたことなど、新しい暮らしのあり方が複雑に絡み合った結果であると考えられている。

## 2　産業革命と都市化

過去二世紀ほどの間に、世界の人口動態は、高死亡率と高出生率に特徴付けられていた状態から、現在の低死亡率と低出生率の状態へと移り変わった。しかし、死亡率の低下と出生率の低迷の進み方にはズレがあるため、一八〇〇年に一〇億人程度だった世界人口は、今日では八〇億人を目前に増加を続けている。こうした人口動態の変化は「人口転換」と呼ばれているが、これもまた前述の新石器革命と同様、人々の生産および居住の様式が変わったことで、健康状態と病気のパターンが複雑な変化を遂げた結果なのである。

産業革命では、共有地が囲いこまれ私有化されたために農村部の貧困層が都市部に追いやられ、プロレタリアート（賃金労働者）となった。こうした動きは、当初、人々の健康状態を改善するどころか悪化させたと考えられる。賃金労働者の労働・生活環境は過酷なものであり、加えて、栄養状態も劣悪であったため、感染症にかかりやすい状態にあったのである。なかでも、子どもへの被害は甚大で、その死亡率は非常に高かった。例えば、一八〇〇年～一八四〇年のロンドンをみてみると、二五歳まで生きた子どもはわずか四四％しかいない（Barret & Armelagos 2013: 49）。しかし、その後徐々に変化が訪れ、全体の死亡率と同時に、乳児死亡率が低下し始める。その原因については諸説あり、国によって多少異なるだろうが、いくつかの原因が挙げられる。イギリスでは、天然痘の予防接種が、蚊の多い湿地帯の乾燥化と並んで普及したことが影響したと考えられる。一九世紀に入ると、「衛生改革」によって、より衛生的な生活環境の創出を目的とした都市公衆衛生上の介入が行われるという躍進があった。住居面では、よりゆったりとした、風通しの良い居住空間が創出・提供され、廃棄物処理と排水の改善が実施された。また、刑務所や病院といった居住者の密度が高い施設では生活環境を改善するため、個人の衛生管理、清潔な宿泊設備、換気、栄養価の高い食事などの工夫が重ねられた。

こうした都市の衛生改革の担い手のなかでも最も著名なのは、イギリス人医師のジョン・スノウである。一八五四年、スノウはロンドンのコレラの流行における死亡率データを分析し、当時はまだ感染における病原体の役割が理解されていなかったにもかかわらず、そのデータを地図上にプロットすることで、水が感染経路となっていることを明らかにした。そして、ブロード・ストリートに設置されていた公共の井戸ポンプが感染拡大の原因であることを突き止め、ポンプのハンドルを取り外し、その井戸の使用を防ぐことで感染を防いだ。

コレラは水を感染経路とする病気で、一九世紀前半にヨーロッパで周期的に流行した。罹患者の約半数の命を奪うほど高い死亡率でひどく恐れられていたが、全体としては結核ほど被害が拡大することはなかった。結核は空気を感染経路とし人から人へと直接感染する肺疾患だが、保菌者に必ずしも症状が出るわけではない。この「貧しい人々の病気」は、ヨーロッパで猛威を振るい、どの感染症よりも多く死亡者を出した。一九世紀前半には毎年人口一〇万人あたり三〇〇~五〇〇人が結核により死亡した（Hays 2009: 160）。

ここで、一九世紀後半までこうした感染症のメカニズムが解明されていなかったことを、特記しておきたい。実際に、当時は異なる学派の間で激しい議論が交わされていた。まず、これらの感染症は、沼地の土や都市部のゴミなど、腐敗物から発せられる「悪い空気」である「瘴気《しょうき》（ミアズマ）」のはたらきによるものだという瘴気説を主張する者がいた。この考え方は、一九世紀のヨーロッパに広く浸透しており、衛生改革の支持者の多くにも共有されていた。そして、時の流れとともに、病気の蔓延にはさまざまな一般的環境要因が関与しているという考え方へと拡張していった。その一方で、病気の感染経路は、人から人への直接感染である「伝染」であると主張する者もいた。しかし、一九世紀末に入り、フランスの生化学者・細菌学者ルイ・パスツールやドイツの医師・細菌学者ロベルト・コッホによって病原菌の存在に確証が与えられるまで、伝染説は感染メカニズムを示すことができず、コレラ（水）、結核（空気）、マラリア（蚊）などの異なる媒介による感染経路を説明することが難しかったため、説得力に欠けていた。実際のメカニズムは謎に包まれたままで

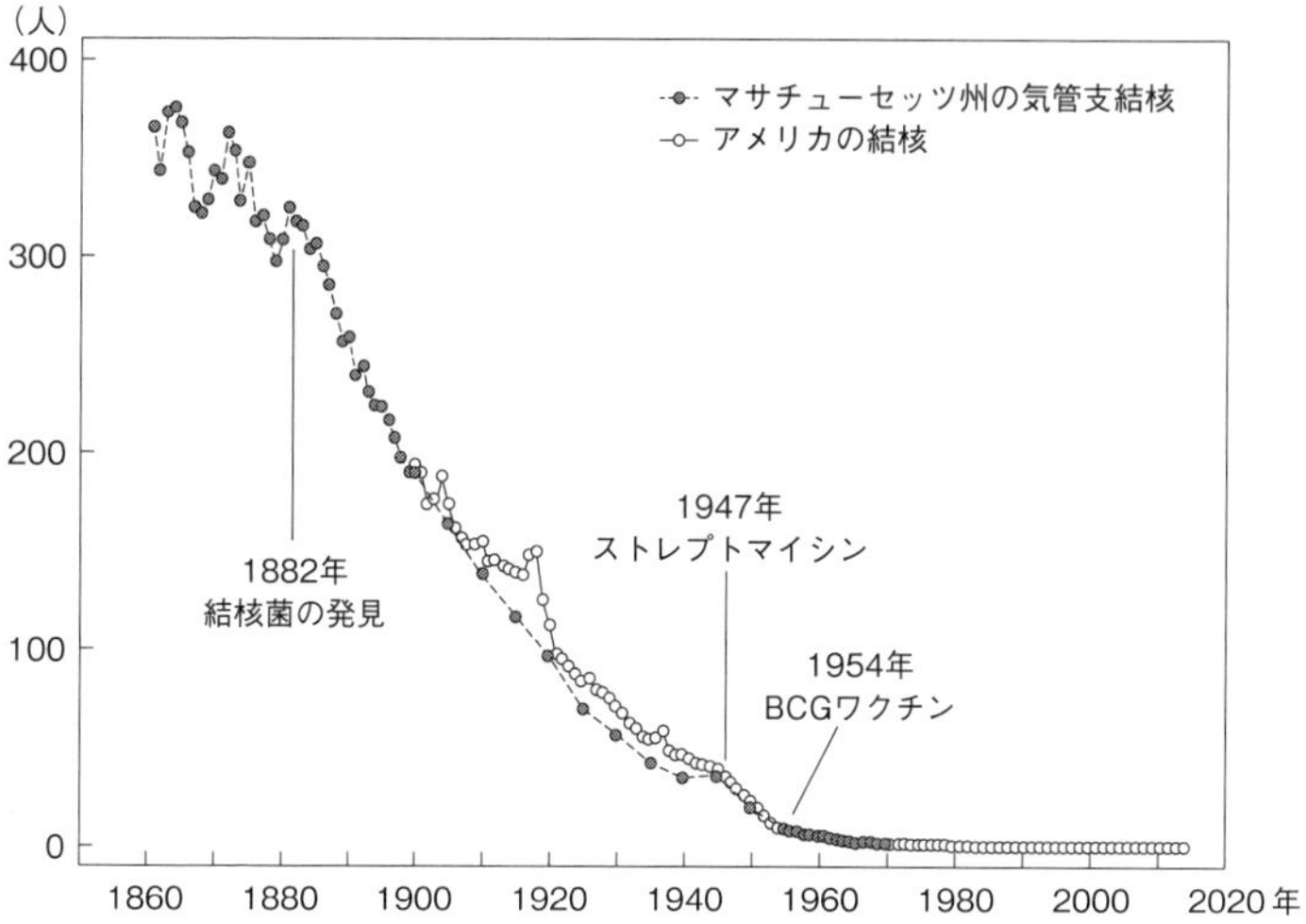


**図1-1　アメリカとマサチューセッツ州における結核感染者数の推移**
出所）TBFacts. orgをもとに筆者作成。

あったものの、衛生改革を通じて、水の供給、公衆衛生、居住環境の改善が推進されたことは、病気の負担軽減に一翼を担ったといえる。

一九世紀後半に入ると、西ヨーロッパやアメリカで結核の死亡率は低下し始め、一九三〇年代には多くの国で人口一〇万人あたり一〇〇人以下に減少するまで状況は好転している（Hays 2009: 160）。アメリカ全体とマサチューセッツ州の結核の状況を図1−1に示す。図から見て取れるように、一八八二年に結核菌が発見される以前から、結核の感染数はすでに減少傾向にあり、第二次世界大戦の頃に抗生物質による治療やワクチンが開発される前に、ほぼ撲滅されている。つまり、欧米諸国では、結核の死亡率低下に医学の発展はあまり関係なかったのである。では、どのような要因が考えられるだろうか。研究者の間でもさまざまな見解があるものの、おそらく衛生改革による生活環境の改善がその一端を担ったといえよう。また、栄養状態が改善されたことで、感染しても重い症状がでることがなくなったのでは、と主張する研究者もいる（Hays 2009: 166）。一方で、こうした改善はすべての人々に同時に表れたわけではない。ここでも社会的不平等が鍵を握っており、被害は社会の集団ごとに異なっていた。例をみてみると、一九〇〇年頃、アメリカの結核による死亡者数は、白人では一〇万人あたり二〇〇人程度だったのに対し、黒人では一〇万人あたり四〇〇人と二倍に上っていた（TBFacts.org. 2021）。とはいうものの、一九世紀から二〇世紀初頭にかけて、衛生環境や栄養状態の改善が複合的に作用した結果、急性感染症は徐々に減少した。しかしその一方で、社会的階層によってその健康状態が形作られていったことも見逃せない。これが、「第二次疫学転換」とも呼ばれる人口動態の変遷の始まりである。

一九世紀は帝国主義の全盛期であり、世界の大部分に植民地化（支配）が及んでいた。イタリア生まれの探検家クリストファー・コロンブスのアメリカ大陸への航海に端を発するヨーロッパ諸国の拡大は、始まるとすぐに、世界の病気のパターンを劇的に変えていった。欧州からの入植者は、天然痘、はしか、インフルエンザといった先住民が経験したことのない病気をアメリカ大陸に持ち込んだ。先住民は、これらの感染症に自然免疫を持たなかったために、非常に高い死亡率を伴う壊滅的な疫病によって苦難を強いられることとなった。アメリカ大陸の先住民人口は五〇〜九五％も減少し、「歴史上最大の人口災害」（Hays 2009: 72）と呼ばれる悲劇を引き起こした。一九世紀、帝国主義は蒸気船などの技術革新に支えられ、世界各地を結びつけていったが、同時に、感染症の蔓延を拡大させたのである。一九世紀初頭には、イギリスがインドで行った軍事活動により、南アジア地域でコレラが大流行し、世界中に広まり（McMichael 2001: 89-90）、スノウによる衛生改革が推し進められていたヨーロッパにも伝染病をもたらした。一方、徳川時代の日本では、江戸幕府の鎖国政策のおかげで、グローバル化の進む感染症の脅威からある程度は守られていた。一八二二年には、コレラが流行したものの、上手く封じ込めに成功している。しかし、西洋諸国の圧力を受けて開国すると、その状況は一変する。一八六一〜六二年のコレラ大流行がその結果である。同様に、一八八四年に中国西南部を起源として発生したペストは海上貿易ルートを介し、一八九九年には日本にも流れ込んだ。フィリピンも同様に、世紀の変わり目に戦争と帝国主義下の植民地化で荒廃し、深刻なペストやコレラの大流行に見舞われた。

## 3 現代生物医学の発展

スノウが謎に包まれたコレラ流行の因果関係解明に取り組んだ時代から、第二次世界大戦が終わり、政治・経済の新世界秩序（ニューワールドオーダー）が出現するまでの一世紀の間に、西洋の医療は劇的に変化した。政府が医療行為に必要な基準を定め、適正な医学訓練を受けた者のみに免許を与えるようになったことで、医療の専門性はますます高まった。医学訓練は、科学を基盤とし、病院実習も組み込まれるようになった。その一方で、イギリスのフローレンス・ナイチンゲールのような改革者により看護の専門職化も推し進められた。ナイチンゲールは、兵舎病院の衛生改善に献身的に取り組み、患者の生存率を大幅に向上させたことで知られている。技術の進歩にも重要な役割があり、医師と患者との関わり方に影響を与えた。それまでは、医師は問診に頼り切っていたところがあるが、聴診器、水銀圧力計（血圧計）、体温計といった新しい医療機器が開発されたことで、症状を測定するという手段を得たのである。また、麻酔薬が開発されたことで的確に手術を行うことが可能となったほか、殺菌剤により手術のリスクが大幅に軽減された。

しかし、真の飛躍的進歩に寄与するのは、一九世紀後半に、感染症とその拡大を引き起こす微生物が発見されたことである。パスツールとコッホは、罹患動物の個体から病原菌を取り出し実験室で培養し、他の動物個体に感染させることで、病原菌こそが病気の原因物質であることを証明し名を上げた。彼らは、動物に炭疽菌の予防接種ができることを「証明」するための公開実験や、狂犬病の犬に噛まれた人を治療するという危険な実験を行った。次第に、研究者らはさまざまな病気をもたらす病原体を発見し、蚊（マラリア）、ネズミ（ペスト）、シラミ（チフス）などの病気を媒介する動物や虫の正体を暴いていった。これにより、衛生環境の改善やＤＤＴ（ジクロロジフェニルトリクロロエタン）などの化学物質の大量散布による媒介生物の駆除といった取り組みが進められた。第二次世界大戦の前後には、ペニシリンの抗菌作用が、続けて、さまざまな種類の細菌を効果的に放逐する抗生物質が発見された。

その後、細菌論が登場したことで、感染症を引き起こすのは「瘴気か伝染か」という論争に終止符が打たれた。衛生改革はいくつもの環境要因への取り組みを重視したアプローチをその特徴としていたが、化学物質を用いて特定の病原体や媒介生物を攻撃するアプローチに転換していったのである。病気は、もはや患者の身体の状態ではなく、人体がそれから守られるべき独立した存在と考えられるようになった。もちろんこの転換によって、コレラや結核を抑制した衛生工学や生活環境改善のアプローチが放棄されたということではない。しかし、感染症との闘いにおける最重要アクターは、公衆衛生を担当する行政職員や医師や看護師などの専門家へと移行していったのである。

## 4 感染症の終焉？

産業革命以降、世界の人口は約八倍に増加し、現在は約八〇億人近くに達している。人口成長は二〇世紀半ば以降、特に目覚ましく、一九六〇年以降は一二～一四年ごとのスパンで約一〇億人ずつ増加している。さらに目を見張るのは、平均寿命の延びである。平均寿命とは、人が生まれた瞬間からその後何年生きられるかを推計したものである。あくまでも平均値であり、歴史的にみると幼少期に亡くなる人が多かったため、平均寿命を大幅に超える年齢まで生きた人もいたはずである。一九〇〇年における世界平均寿命は三二・〇歳で、ヨーロッパは四二・七歳、アジアは二八・〇歳であったが、一九五〇年になると、世界では四五・七歳、ヨーロッパで六二・〇歳、アジアで四一・一歳となった。現在では、世界で七二・六歳、ヨーロッパで七八・六歳、アジアで七三・六歳にまで延びている（Roser et al. 2019）。日本は女性が八七・七歳、男性が八一・六歳と、さらに世界をリードしている。平均寿命は、指標としてはかなり粗いかもしれないが、ここから二〇世紀の間に平均して人間の健康状態が劇的に改善したことは十分に見て取れる。

先進国では、一九世紀を通じて感染症が徐々に抑制されたことにより、このような長寿化が始まった。しかし、人口の高齢化が進むにつれ、慢性退行性疾患が大きな課題となっている。この傾向は、脂肪・タンパク質・糖分の多い食事、喫煙、体をほとんど動かさない生活に後押しされ悪化し、冠動脈性心疾患、脳卒中、慢性閉塞性肺疾患、がんなどが主な死亡原因となっていった。二〇世紀後半には、こうした病気の治療や予防が進歩したことで、世界の豊かな地域では死亡率が抑えられた。日本では、第二次世界大戦後から一九八〇年代にかけて、感染症と非非感染症疾患（non-communicable diseases）による死亡率が低下していった。第二次世界大戦中に、結核死亡率は一〇万人あたり二五〇人近くとピークに達したが、戦後の混乱からの回復が進み、抗生物質の使用が可能になったことで、一九五〇年代半ばには五〇人以下へと急速に低下した（森 二〇〇二）。栄養状態の改善、予防接種、医療の進歩などが合わさったことで、日本は一気に最長寿国の仲間入りを果たした。

発展途上国では、二〇世紀後半に感染症による死亡率が急速に低下した。これは欧米がそうであったように、栄養状態、公衆衛生の改善の成果であるが、生物医学、特に「小児病」に対する予防接種が重要な役割を担った。感染症対策の初期の突破口といえるのは、天然痘の根絶である。

**表1-1　社会のあり方と典型的な健康の問題**

| | 狩猟採集社会 | 農耕社会 | 工業・都市社会 | 高度近代化・グローバル化された社会 |
|---|---|---|---|---|
| 居住様式 | 移動・分散 | 人口増加、集中、家畜 | 都市化、住宅改善 | 高度集中、流動性高い、連結している |
| 食生活様式 | 多様性のある食生活 | 多様性が低下 | 生活が改善しつつある | 過剰消費 |
| 社会構造 | 平等 | 社会の階層化 | 格差の深刻化 | 格差がいっそう拡大する |
| 健康 | 慢性感染症、寄生虫 | 急性感染症 | 栄養改善、感染症の負担軽減 | 慢性病、新興感染症、二重負担 |

一九六七年に、世界保健機関（ＷＨＯ）主導のキャンペーンが開始されたが、当時の天然痘患者数は年間一〇〇〇万～一五〇〇万人と推定されている。この大規模な予防接種キャンペーンにより、一九七七年までには天然痘根絶が達成された（Harrison 2004）。

しかし、一九七〇年代になっても、世界で年間約五〇〇万人の子どもたちが感染症によって命を奪われている（Harrison 2004）。一九七四年、ＷＨＯは開発途上国の子どもへの予防接種を支援するため、「予防接種拡大計画」を開始した。この事業は当初、結核、ポリオ、ジフテリア、破傷風、百日咳、はしかの六つの病気に焦点を絞っていたが、二〇〇〇年代に入り事業が定着するなかで、Ｂ型肝炎や黄熱病など、必要に応じてさらなる予防接種が推奨されるようになった。二〇一三年になると、世界の乳幼児の八四％がこうした予防接種を受けている（Skolnik 2016）。

本章では、人類の歴史のなかで、二つの疫学転換がどのように起こり、どのように人類社会の病気パターンを再構築してきたのかについて述べた。表1-1にまとめたように、これらの転換の主な要因は、移動・定住パターン、食生活、社会構造（格差）の変化である。第一の転換は、狩猟採集生活から農耕社会への移行に付随している。定住型集落で人々が密集し家畜と近接して生活し、食生活の多様性や社会の平等性が低下したため、急性感染症が広まり、罹患と死亡の原因となった。第二の転換は、工業化と都市化が生活のあらゆる側面に影響を及ぼすようになった一九世紀の西洋を起源としている。都市部の衛生状態、住宅、衛生設備、そしておそらく栄養状態も改善され、感染症の脅威は徐々に薄れていった。二〇世紀後半になると、この傾向は発展途上国にも広がりをみせ、さらに小児疾患に対する予防接種が広く普及したことでより促進されていった。現代の経済発展と生物医学の進歩も、これまで以上に多くの人々に健康をもたらしており「感染症の時代は終わりに近づいている」という楽観的な意見も耳にされる。しかしながら、続く、第2章と第3章では、世界のフードシステムの進化と新種の感染症の出現について検証し、現代の世界の発展がいかに健康問題を引き起こしており、今後さらに引き起こす可能性があるのかを明らかにしていく。

注

※1　本節は、Barret & Armelagos（2013）にもとづく。

## 参考文献

森亨　二〇〇二「日本の結核流行と対策の一〇〇年」『日本内科学会雑誌創立一〇〇周年記念号』九一（一）：二二九—二三二。

Barret, R. and Armelagos, G. J. 2013. *An Unnatural History of Emerging Infections*. Oxford: Oxford University Press.

Harrison, M. 2004. *Disease and the Modern World*. Cambridge: Polity Press.

Hays, J. N. 2009. *The Burdens of Disease, Epidemics and Human Response in Western History*. Piscataway: Rutgers University Press.

McMichael, T. 2001. *Human Frontiers, Environments and Disease: Past Patterns, Uncertain Futures*. Cambridge: Cambridge University Press.

Roser, M., Ortiz-Ospina, E. and Ritchie, H. 2019. Life Expectancy. *OurWorldInData.org*. Retrieved from: https://ourworldindata.org/life-expectancy（最終閲覧二〇二二年三月二日）

Skolnik, R. 2016. *Global Health 101*. Burlington: Jones & Bartlett Learning.

TBFacts. org. 2021. History of Tuberculosis（TB）: World History, Start of TB, Then through the Centuries. https://tbfacts.org/history-tb/（最終閲覧二〇二一年一一月五日）

第2章

# 食と健康と環境

田村典江

## 1　飢え、食料の不足

食べもの、あるいは食べるという行為は、人間が生きていく上で必要不可欠な基本的要求のひとつである。光合成を行う植物とは違って、人間は自ら食料を生産できないので、食べものを得るには自然に頼るしかない。食料の生産とは、そこで、自然に対して人間が行う何らかのはたらきかけを意味する。狩猟や採集、農耕など、食料生産手段の多様化は、そのまま人間の暮らしの多様化を意味し、人類と自然ないし環境との関係性の変化を表す。

近代以降、科学技術の発展に伴い、人間は自然に対するコントロールを確立してきたが、食料の生産と流通、消費についても、科学や工業による技術革新が繰り返し生じた。そして、時に、食のあり方の変化は、個人の行動や社会のあり方を変化させた。本章では、食と健康と環境という三つの主題が、どのようにして互いに連関しているかについて考えたい。

### 飢えと健康

食と健康の接点を考える際、まず誰もが思いつくのは食料の不足、すなわち「飢え」だろう。飢えは直接的に死亡の原因になりうるが、間接的にも人間の健康を損いうる。

長く慢性的に続く食料不足を、飢えまたは飢餓と呼ぶのに対し、一時的かつ局所的に発生する深刻な食料不足を飢饉と呼ぶ。急性的に発生するため飢饉の死者は餓死によるものと思われるかもしれないが、実際には死因の多くは餓死ではなく感染症などの病気である。食料不足による栄養失調が、感染症への抵抗力を下げるためである。特に飢饉の原因が旱魃である場合は、清潔な飲料水の不足を生じることもあり、コレラやその他の感染症の脅威を増大させる。また、紛争や災害のために移民が急増したり、人々の生活習慣が乱れたり、公衆衛生や医療の制度が混乱することも、食料不足ですでに弱っている人々の集団において、感染症が発生するリスクを高める。

第1章にみたように感染症の克服は抗生物質の開発と利用、そして予防接種の普及によるところが大きい。しかし、同時に、上下水道設備などの公衆衛生システムの普及と食料の十分な供給も不可欠である。

いわゆる先進国において、工業化が進んで近代的な生活様式が確立された後にも、飢えはしばしば人類を苛んだ。二〇世紀における飢餓について、第二次世界大戦の戦中戦後までを含む二〇世紀前半、戦後の高度経済成長期以降の後半の二つに分けてみていこう。

## 二〇世紀前半の飢えとの闘い

二〇世紀の前半は、第一次世界大戦、ロシア革命とソビエト連邦の成立、ナチス・ドイツの成立、そして第二次世界大戦と、混乱に満ちていた。近代的な科学技術が普及し、先進国では公衆衛生が進歩しつつあったが、飢えは依然として克服されない問題だった。ドイツでは、第一次世界大戦下の一九一六〜一九一七年の冬、天候不良による凶作に加え、対立するイギリスが海上封鎖したことから食料供給網が破綻し、飢饉に見舞われた。人間用の食物が底をつき、家畜用の飼料作物であったカブラ（ビート）を食べるまでに追いやられたことから、「カブラの冬」とよばれたこの飢饉は、七六万人もの死者を出しただけでなく、ドイツ社会に深刻なトラウマを与え、後のナチス・ドイツの政策に少なからぬ影響を与えたともいわれている（藤原 二〇一七）。

新たに成立したソビエト連邦では、ロシア飢饉（一九二一～一九二二）、ソビエト大飢饉（一九三二～一九三三）と、二度にわたり数百万人もの死者を出す大飢饉を経験している。飢饉は多くの場合、旱魃などの天災をきっかけとするが、紛争や失政などの人為的な要因が加わると、その被害はいっそう拡大する。ソビエト大飢饉は農家を集団農場（コルホーズ）へと統合する強権的なプロセスに関連して生じた。なかでも犠牲者の半数を占めるウクライナ地方の飢餓「ホロドモール（ウクライナ語で「飢えと絶滅」の意）」については、近年、ソ連政府によるウクライナ人を対象にした大量虐殺だったのではないかともいわれている。

アメリカでは、一九二九年の大恐慌により株価が暴落し倒産が相次ぐと、多くの労働者が職を失い、食べものを買うための収入を失った。また、需要が縮小したことにより、食料品店も店を閉め、多くの農産物が行き先を失い、慈善団体による炊き出しには、失業者らが長い行列を作った。そして、政府は農家から余剰農産物を買い上げ、都市の失業者に配給する支援プログラムを実施した。

続く第二次世界大戦においては、戦争のために多くの市民が動員され、食料生産の担い手が大幅に減少した。また、戦火が食料生産基盤を破壊したために、特にヨーロッパとアジアにおいて、戦中戦後にかけて大規模な食料不足が起こった。日本では、一九三七年に日中戦争が始まって以降、政府が資源を管理する戦時統制体制に移行し、食料に対しても配給制度が始まった。物資不足の状況に対して、コメの消費節約を呼び掛ける節米運動が盛んに行われた。戦争が長引くにつれ、配給そのものも次第に遅れたり滞ったりするようになったが、戦争終結後は、戦中以上の食料難に見舞われた。いわゆるヤミ米が公定価格の何倍もの値段で取引されたり、都市住民が郊外の農村に買い出しに出かけたり、学校に菜園が作られたりするようになったことはよく知られている。

同様に、ヨーロッパ諸国も食料難に苦しんだ。ドイツやイギリスも、日本同様に、戦中には食料の配給制を導入している。また戦争末期の一九四四〜一九四五年の冬、ヨーロッパでは異常な寒波となり、食料不足がいっそう深刻化した。オランダではこの時「飢餓の冬」と呼ばれる飢饉が発生し、二万人前後の死者が出ている。一方、アジアでは、一九四三年に中国の河南省とインドのベンガル地方において大飢饉が生じ、それぞれ数百万人の死者を出しているが、いずれも戦争が起因となっている。

## 工業的農業の登場

このように二〇世紀の前半においては、世界戦争に参戦できるほどの工業国においても、飢餓はすぐそばにある危機であった。二回の世界大戦とそれに端を発する混乱は、多くの国で食料生産基盤に多大なる混乱をもたらした。一九四五年に設立された国連食糧農業機関（ＦＡＯ）は、一九四六年に第一回となる世界食料調査を実施したが、その結果によれば、一九四五年当時の世界人口のうち、少なくとも三分の一を占める人々は必要なエネルギー量を摂取できていなかった（Simon 2012）。日本では、一九四五年に連合国軍司令部の指示で、戦後初めてとなる国民栄養調査が行われたが、その結果によれば、一人一日あたりの熱量は一九七一カロリーと、成人男性が必要とする二〇〇〇カロリーを下回る状態にあった（藤澤 二〇〇八）。

ところが、戦後、それほど時間のたたないうちに、主要国の食料生産は目覚ましい進歩を遂げる。国土に戦乱の影響が少なかったアメリカでは、一九五三年にはすでに国内需要を上回る「食料あまり」の状態に至り、続いて日本とヨーロッパも一九六〇年代には過剰増産基調となった。特に日本では、戦中戦後の食料不足のトラウマから一種の悲願であったコメの完全自給を一九六七年に達成している（寺西ら 二〇一八）。このような食料増産をもたらした原因は、農業の技術革新、いわゆる「工業的農業（industrial agriculture）」の登場であった。

近代以前、多くの農村地域では、複数の作物や家畜を組み合わせた混合農業が行われていた。家畜は農業労働を支援する役畜であり、その排泄物は肥料にもなった。緑肥や人肥も用いられた。農産物の流通圏は近郊を主としていたため、都市と農村の距離はそれほど離れていなかった。

ところが、近代に入り産業革命が進むとともに、次第に農業も工業と同様に、専門的な産業へと分化していく。工業的農業の特徴は、（一）栽培品目の専門化、（二）農業機械の利用、（三）化学肥料や農薬の利用、（四）品種改良、（五）経営規模の拡大である。単一の作物を大規模に栽培し、農業機械を用いて作業を行うことで、生産性を高める。栄養の不足は化学肥料で補い、単一の作物を密に栽培することで高まる病虫害リスクは農薬で制御する。また栽培品目数が絞られれば、品種改良を効率的に行うことも可能になる。農業機械の購入は高額な投資であるため、機械を導入して農業を営むのであれば栽培面積が大きいほど投資効率が良い。以上のことから、工業的農業が浸透すると、農業は、経営力のある事業体が機械などのハード面の設備投資を行い、圃場を集約化して、肥料や農薬、種子などの外部資材を投入して行う産業へとその形を変えていくことになる。

工業的農業の成立と浸透は戦争とも密接に関連している。日本で化学肥料が量産体制に入ったのは満州事変が契機であるとされる（多部田 一九九〇）。硫化アンモニウムは代表的な化学肥料であるが、アンモニウムの合成は軍需物資である火薬の生産の一工程でもある。そこで政府は、肥料と火薬の生産を連携させ、アンモニアの生産を振興した。これにより、チッソ肥料工業が発展し、同時に耐チッソ性のイネの品種改良も進んだ。また、戦争により日本から除虫菊を輸入できなくなったことにより、アメリカでは殺虫剤としてDDTが開発された。連合国軍は防疫のために戦地でDDTを用いていたが、戦後、日本にはシラミやノミの駆除を目的として持ち込まれ、その後、イネの害虫に対して高い防除効果を持つことから農薬としても使われるようになった。環境に対する懸念から一九六八年以降、使用されることはなくなったが、戦後の復興期を支えた農薬のひとつであったことは間違いない。農業の機械化は日本では第一次世界大戦後にその始まりをみることができるが、農村の労働不足を補うものとして、国により積極的に推奨された。アメリカでは、逆に、農業用トラクターの開発や運用の経験が、不整地を走行する戦車の開発に転用されてもいる（藤原二〇一七）。

戦争が工業的農業を促進しただけでなく、戦争のために国家が工業的農業を必要としたという側面もある。日本では一九四〇年代に入ると政府による食料管理体制が構築され、食料管理法の下、コメの供出制度が始まった。機械化や品種改良を含む農業技術指導を通じて、国策としてコメやムギの増産がはたらきかけられた。イギリスにおいても、日本と同じく政府による買い上げのほか、牧草地を食料生産農地に転用するキャンペーンが行われるなど積極的な農業保護政策がとられた。

このように、すでに二〇世紀前半までに一定の基礎が築かれていた農業の工業化は、第二次世界大戦後、戦後の食料難に対する社会的な要請もあって、いっそう進展していく。アメリカの農学者ノーマン・ボーローグは、一九四四年にメキシコにおいて高い収量を持つコムギの品種改良の研究を始めた。その研究はのちに「緑の革命」と呼ばれる品種改良の一大革新につながり、コムギからトウモロコシ、コメへと広がり、世界の農業生産性を飛躍的に増大させた。あわせて、農業機械の改良と圃場整備の進展、農薬と肥料の改良も目覚ましく進んだ。その結果、世界の穀物生産量は一九六〇年から二〇二〇年までの間で、およそ三倍に伸びている（農林水産省 二〇一四）。農地面積そのものはそれほど拡大していないことをふまえると、生産量の伸びはほぼ生産性（単位あたり収穫量）の向上によるものといえる。

## 食料安全保障概念の誕生

一九五〇年代から六〇年代にかけて、工業的農業による農業生産性の向上は、世界的に食料の過剰をもたらしていた。しかし、一九七三年、突然、世界を食料危機が襲う。

一九七二年、異常気象のために世界同時的に不作が生じた。そこに、経済発展のために食料輸出国から輸入国へと変わりつつあったソ連や中国が、国際市場から食料の大量買い付けを行い、国際的な食料需給がひっ迫した。その結果、食料難への懸念から、主要な農産物輸出国は次々と輸出規制に踏み切った。なかでもアメリカが、短期的とはいえ大豆の禁輸措置を導入したことは世界に衝撃を与えた。これにより一九七二年から一九七三年にかけて、コムギが三・七倍、コメは約二倍という価格の上昇が生じ、先進国・途上国を問わず人々の生活に大きな影響を与えた（経済企画庁一九七二）。

世界食料危機の経験は食料に対する考え方にも影響を与えた。食料が資源やエネルギーと同様の戦略的物資と考えられるようになったのである。そこで一九七四年、深刻な世界の食料事情を改善し、食料および農業問題に関する国際的な戦略を話し合うことを目的として、国連は第一回世界食料会議を開催した。同会議を通じて「飢餓および栄養不良の撲滅に関する世界宣言」が採択されたほか、世界規模での食料のモニタリング、先進国での食料増産と途上国への食料援助、そして途上国における農業開発などについての国際的な合意が形成された。

食料安全保障という概念はこの会議を初出としている。「飢餓および栄養不良の撲滅に関する世界宣言」では、食料安全保障とは「周期的な天候の変化や気まぐれに関係なく、政治的・経済的な圧力から独立して、常に食料の十分な入手可能性と適正価格を確保し、とりわけ発展途上国の開発プロセスを促進する」ためのシステムであるとし、各国において適切な食料の生産と分配を行うと同時に、世界的な食料安全保障システムの確立が必要であると述べている。

## 「食料安全保障」から「人間の安全保障」、「食料への権利」

当初の理解では、食料安全保障とはマクロレベルの量的な供給を確保することにあった。しかしながら、その後、研究が進むにつれ、次第に、国全体の需要に対して十分な食料供給量があったとしても、社会的な不平等があると、立場の弱い人々は食料へのアクセスを確保することができず、飢餓状態から脱出することができないことが明らかとなってきた。

インド出身の経済学者アマルティア・センは一九八一年に、ベンガル飢饉やバングラデシュ飢饉、サヘル飢饉を対象とした研究から、飢饉は食料供給量の不足だけで起こるのではなく、食料の入手の困難さによっても生じ、社会的な不平等がある場合には同じ地域内の集団間でも、食料の入手の困難さの違いにより飢饉の影響も異なると明らかにした。つまり飢饉とは、食料供給の量的不足ではなく、社会経済的な現象でもあることを示したのである。

知見が集積するにつれ、供給ではなく需要へ、そしてアクセスの問題へと注目が広がった。そして、概念の初出からおよそ二〇年後の一九九六年に開催された世界食料サミットでは、食料安全保障の定義が更新され、アクセスの問題が追加されることとなった。現在では、食料安全保障とは、「すべての人がいかなる時にも、活動的で、健康的な生活に必要な食生活上のニーズと嗜好を満たすために、十分で安全かつ栄養ある食料を、物理的、社会的及び経済的にも入手可能であるときに達成される状況」と定義されている。また、食料安全保障を構成する四つの要素は供給、アクセス、利用、安定性であるとされている（外務省 二〇二一）。

センの研究からおよそ一〇年後、国連開発計画は、従来のGNPやGDPといった一国の経済を表す指標ではなく、ある国に住む人間一人ひとりが自身の持つ可能性を十分に開花させることができているかどうか、すなわち「人間開発」に注目する新たな指標を開発した（国連開発計画二〇〇七）。センも開発に加わったこの新しい指標「人間開発指数（HDI: Human Development Index）」では保健、教育、所得の三つの側面に着目して発展を計測する。さらに一九九四年の国連人間開発報告書では、飢餓・疾病・抑圧などの恒常的な脅威からの安全の確保と、日常の生活から突然断絶されることからの保護の二点を包括するものが「人間の安全保障」であるとし、二一世紀に向け、個々人の生命と尊厳を重視することが重要であると指摘している（外務省 二〇二一）。人間の安全保障を確保する上で、飢餓と疾病がともに恒常的な脅威に位置付けられていることに注目してほしい。つまり、個人レベルでの食の充足性、そして健康が、国際的な取り組みの課題とされたのである。

さらに一九九〇年代を通じて、個人レベルでの食へのアクセスに関する権利の確保は基本的人権の一角であるとする認識が高まってきた。国連人権理事会では、この「食料への権利(the right to food)」について、二〇〇〇年に「「食料への権利」に関する特別報告者」を設置し、また二〇〇四年には「食料への権利に関するガイドライン」を公表した。

かくして、一九八〇年代から二〇〇〇年代にかけて、食料安全保障は国家を対象とする量的な供給の問題から、個人を対象とする質的あるいは社会的な問題へと発展を遂げた。それとともに栄養についての関心も、次第に前面に現れるようになってきたのである。

## 2 食と栄養

### 栄養不良とは何か

飢餓とは通常、活動に必要なエネルギー(熱量)を摂取できていない状態を意味する。しかし、人間が食べものから摂取するのはエネルギーだけではない。多量栄養素(炭水化物、タンパク質、脂肪、多量ミネラル、水)や微量栄養素(ビタミン、ミネラル)もまた、人間活動を維持する上で不可欠な栄養である。

世界保健機関(WHO)では栄養不良を「エネルギーおよび/または栄養素の摂取量の不足、過剰または不均衡」と定義しており、飢えは栄養不良のひとつの形態に過ぎない。低栄養（undernutrition）は栄養素が足りない状態で、飢えもここに含まれる。一般的にはエネルギーや多量栄養素の不足を指すが、微量栄養素の不足を意味する場合もある。微量栄養素欠乏は、エネルギーが十分に摂取できている場合、すなわち飢えていない場合にも起こりうる点が厄介だ。一方、過栄養（overnutrition）とは、エネルギーまたは特定の栄養素の過剰摂取状態を意味し、肥満や生活習慣病の原因となる。栄養の過剰や不足は、病気などのために十分に栄養を代謝できない場合や必要な栄養量が増大する場合にも生じるが、食料へのアクセスの不十分さもまた重大な原因のひとつである（WHO 2020）。

栄養摂取の量的な関係は複雑で、糖質のように最大許容量が定められているものもあれば、繊維質のように最低必須摂取量が定められている場合もあり、また、ビタミンやミネラルのように摂取可能量に上限と下限が定められているものもある。

## 栄養不良の国際問題化

第二次世界大戦の終結からおよそ五〇年が過ぎた二〇世紀末、農業生産性は飛躍的に向上し、飢餓に苦しむ人々の絶対数は減少した。しかし、それでも飢餓がなくならないこと、それ以上に栄養不良に苦しむ人々がいることから、一九九二年、ＦＡＯはＷＨＯとともに、第一回国際栄養会議を開催した。これは栄養をテーマとする初の国際的な会議で、世界一五〇ヶ国以上から代表が参加した。このとき採択された世界栄養宣言では、「飢餓をなくし、あらゆる形態の栄養不良を軽減する」ことを宣言しただけでなく、「私たちは、栄養的に適切かつ安全な食料を入手することは、各個人の権利であることを認識し、また、世界的にみればすべての人に十分な食料があり、不公平なアクセスが主な問題であることを認識する」と述べ、アクセスの問題についても触れている。

栄養不良にはどのような健康影響があるだろうか。低栄養による最も急性の健康影響は餓死であるが、低体重の原因となり免疫システムを弱らせることも重大な影響である。低栄養は、また、貧困と悪循環の関係を成している。すなわち低栄養による病気やエネルギー不足のために十分に働くことができないと、収入を得ることができず、食料や衛生のために必要な投資を行うことができないので、栄養状態が改善しない。加えて、乳幼児期の低栄養は子どもの身体的・知的発達に遅れを引き起こすため、その後の就学状況や労働生産性を損なう可能性があるのである。このような構造は、将来的に国や地域の発展を阻害する要因となりうる。

過栄養もまた問題だ。過栄養は肥満や生活習慣病につながり、若年死亡や慢性的な疾病の要因となりうる。いくつかの種類のがん、心臓病、二型糖尿病、脳血管疾患などは肥満を原因とするが、このような非感染性疾患は、二〇世紀後半において、感染症に代わる主要な死因となった。また多くの場合、徐々に悪化する慢性的な疾患で長期にわたる治療が必要となるため、生産性の低下や医療費・社会保障費の増加につながっている。

すなわち、栄養不良はいずれの形態においても、社会的・経済的なコストを発生させているのである。世界経済のさらなる発展のためには、国際社会が一丸となって栄養不良の改善に取り組む必要がある。

## 栄養転換

栄養不良問題は、長らく高所得国における過栄養と中・低所得国における低栄養だと考えられてきた。しかし、二〇〇六年にアメリカの栄養学者であるバリー・ポプキンは、食生活の変化と運動強度の低下のために中・低所得国においても肥満が増加しており、世界規模で「栄養転換」が生じつつあると指摘した（Popkin 2006）。

ポプキンは食生活と運動のパターンが変化すると、栄養状態が変化し疾病のパターンも変化すると述べた。具体的には、脂肪、砂糖、肉類、加工食品が多く繊維質が少ない食事、座りがちで運動が少なくなる暮らしによって、肥満が増加し、非感染性疾患が増加する。このような生活様式の転換は、都市化、所得の向上、スーパーマーケットの普及などの地域的な要因と、自由貿易体制の確立、多国籍食品企業の現地進出、食品メーカーによる積極的なマーケティングなどの産業構造変化が互いに連関して生じる。

世界的にみれば、肥満は一九七五年から三倍近くに増加している。二〇一六年には一八歳以上の成人のうち一九億人が、そして二〇二〇年には五歳未満の子どものうち三九〇〇万人が過体重であった。現在、世界の人々の住む国の多くでは、低体重よりも過体重や肥満が主たる死亡の原因となっている（WHO 2021）。

さらに問題なのは、現在の世界では、過栄養と低栄養が同時に起こっていることだ。過栄養が世界を覆う一方で、絶対数が減っているとはいえ、いまだに飢餓は存在している。地理的にみると、飢餓人口が多いのはアジアだが、アフリカでは人口のうち飢餓に苦しむ人が占める割合が高く、また子どもの低栄養が依然、増加傾向にある。先進国もまた低栄養と無縁ではない。微量栄養素欠乏のような隠れた低栄養もあれば、普通の意味での飢餓もある。例えば、イギリスでは二〇一五年、人口の三％が飢えていたとされる（Barewood 2018）。このように過栄養と低栄養が同時に起こる「栄養不良の二重負荷（double burden of malnutrition）」の状態は、ひとつの地域、ひとつの家庭のなかでも生じ、時には一人の人間の身体の上ですら起こりうる。例えば、肥満は微量栄養素の欠乏と関連している、また、成人の肥満は幼少期の低栄養に起因する、というように。したがって、栄養不良を改善していくためには、食と栄養の構造全体に介入する必要がある（WHO 2020）。

## 3　食と栄養と環境

### 食生活の転換とフードシステム

前節に述べたように、世界全体にみられる「現代的な食生活」は、栄養転換を引き起こし、過栄養状態を促進させた要因のひとつである。現代の食生活の特徴は、脂肪分（特に動物性由来のもの）、砂糖、加工品の取り過ぎと、繊維質の不足だが、このような食生活の変化はどのように世界各国で生じたのだろうか。

所得が向上すると一般に主食以外の食品を購入する機会が増える。いわゆる昔ながらの地域の「市場」では品揃えに限界がある一方、都市に普及しているスーパーマーケットには豊富な品揃えがある。卵や乳製品、肉類といった動物性食品や、清涼飲料水、スナック菓子などの塩分や糖分の多い加工食品などは、スーパーマーケットで簡単に購入することができる食品である。また都市的なライフスタイルでは、食料の入手や調理にあまり時間をかけられないことが多く、簡便な調理済食品や冷凍食品がより好まれる傾向にある。

大規模なスーパーマーケットチェーンは、通常、グローバルフードチェーンとつながっていて、世界各地から商品を仕入れている。食品業界では国際的な経営統合が進んでいるため、大手食品メーカーは先進国だけではなく途上国にも進出し、現地で工場を建設し、独自のサプライチェーンを構築して、清涼飲料水、スナック菓子、ファストフードなどの加工度の高い食品を販売する。したがって、スーパーマーケットで販売される農畜水産物や加工度の高い食品は、品揃えが豊富なだけでなく安価でもある。また加工食品は常に、刺激的な広告や宣伝を伴い、メディアを通じて人々の購買意欲を煽っている（Hawkes 2005）。

このように、所得向上やグローバリゼーション、多国籍企業による食品産業の寡占といった社会経済要因の変化が、フードシステムの変化の基盤となっている。したがって現代の健康的でない食生活の浸透は、個人の食の嗜好や選択の蓄積というよりも、人々をそのような選択へと仕向けるフードシステム（あるいは食品産業）全体の構造によって導かれているともいえる。

## 現代の食生活の隠れたコスト

過栄養による肥満は非感染性疾患の原因となり、患者本人の生活の質を下げるだけでなく、社会保障費や医療費の増大などに寄与することで社会的なコストを増加させている。ＦＡＯによれば、二〇一〇年の非感染性疾患の累計コストは約一・四兆米ドルにのぼる（国連食糧農業機関 二〇一四）。これは現代の食生活の隠れたコストのひとつであるが、環境破壊というもうひとつのコストも隠されている。

なぜ、健康に悪い食品は安いのか。それは工業的農業による効率的な大量生産と、グローバルな世界市場における規模の経済に支えられているからである。世界で生産されている商品作物について生産量（重量）のランキングをみると、サトウキビが第一位、てんさいが第一〇位を占める。両者を合計すると、砂糖原料はコムギ、コメ、トウモロコシといった主食になる穀物よりも多く生産されていることになる。また世界が豊かになると肉の消費量が増えることが知られているが、五〇年前に比べて世界では三倍以上の食肉が生産されており、毎年、世界では八〇〇億頭の家畜が食べられている。牛乳の生産量も二倍以上と伸びている。そしてそれほど多くの家畜を飼うために、世界の穀物栽培用農地の三分の一以上は飼料作物の栽培に使われている（マックグリービー 二〇一二）。

このような食の大量生産は、複数の点で、環境に負荷をかける。まず農地を開発するための森林伐採や埋め立てなど、大規模な土地利用の変化がある。気候変動の要因となるだけでなく、多くの生物の生息場所の減少につながる。また肥料、農薬、餌、抗生物質などの形で、化学物質が環境中に多量に投下される。環境中に残存し、水質や土壌を汚染するほか、地球規模でのリンや窒素の循環をかく乱する。農業用水のための灌漑や地下水の汲み上げが大規模に生じると、地域の水資源が枯渇したり、地下水位の低下が生じたり、塩害が起こったりする。遺伝的な問題もある。遺伝子組み換え農産物の導入については議論が多いが、それだけでなく、収量の多い特定の品種に栽培が集中すると、作物の遺伝的多様性が減少する。

工業的農業の一形態である工業的（あるいは工場型）畜産には、より深刻な問題がある。大規模に動物を飼うことによって発生する大量の糞尿の問題、また過密状態で飼育するために不可欠となる抗生物質や動物用医薬品の多用の問題、そして生産性を第一とするために身動きの取れないケージで飼育するという動物福祉の問題などは、工業的畜産に固有の問題といえるだろう。

また、このような工業的農業の「環境」問題は、往々にして社会倫理的問題とともに現れることについても注意しなくてはならない。大量に農薬を散布するあまり愉快ではない農業現場は、移民や女性、児童といった安い労働者によって支えられている。農地開発のために切り開かれた森林は、地域の人々（時として少数民族）が、薪を拾ったり動物を捕まえたりして生活の糧を得ていた場所かもしれない。遺伝子組み換え農作物を開発するのは、豊富な資金力を持つ大企業であり、特許で保護されたその種子は、肥料や農薬とパッケージで販売され、農家はただそれらを購入するしかない。そして、原料の生産から加工、販売までをコントロールする大規模な食品メーカーは、小規模農家がたちうちできない価格で、市場を支配するかもしれない。

つまり、過栄養を引き起こす健康に良くない食生活は、社会や環境の持続可能性をも損ないかねない食料生産・流通構造によって実現されているのである。

## 厄介な問題としての食・健康・環境

人間の健康と社会や環境の持続性の双方にとって好ましくない現代の食生活であるが、それが主流化した背景には、個々人の食べものの嗜好や食べ方から世界的な食の生産と流通の構造、科学技術の進歩といったさまざまな社会経済要因が、複雑に入り組んで存在している。

栄養転換を提唱したポプキンは興味深い指摘をしている。それは、現代の栄養過多な生活を引き起こしている運動強度の少ないライフスタイルや、肉類と砂糖、加工食品に富む食事は、より良い暮らしを求めた人間社会の発展の末に生まれたものでもあるということだ（Popkin 2006）。水源まで長い道のりを歩き、水を汲み、水の入った重い容器を抱えて自宅に戻るような生活は、運動強度にこそ富んでいるが、必ずしも好ましい暮らしとはいえないだろう。上下水道の整備は、こうした生きていくための激しい労働から人間を解放するだけでなく、汚染されていない水へのアクセスも提供している。同様に、工業的農業の発展は世界の食料生産量を押し上げた。穀物生産量の増加率は世界人口の増加率を上回っており、現在、世界全体で生産される農産物の総カロリーは世界人口が必要とするカロリーの二倍以上を誇っている。また、工業的畜産によって卵や酪農品、肉類へのアクセスが増えたことによって、動物性タンパク質の摂取が増え、栄養の改善や寿命の伸長につながっている。肉類や糖分は、多くの人にとって美味しさを感じさせる食べものでもある。所得が上昇し生活に余裕のできた人々が、より美味しいものを食べたいと思うようになることを責められるだろうか。

現状、食・健康・環境はトリレンマ《三すくみ》の状態にあるのである。食の楽しさや便利さを極端に追求すれば、健康や環境の持続可能性は損なわれるだろう。かといって環境のみを重視すると、栄養に富んだ食料を十分に供給することはできないかもしれない。さらに健康的かどうかだけで食のあり方を選べば、多様で豊かな食文化は存続できないかもしれない。

つまりこれは社会科学でいわれる「厄介な問題（wicked problem）」――利害関係者が多く、前例がなく、ひとつの問題の解決が次の問題を生むような問題――なのである。人新世において人間らしい暮らしを保ちつつ、健康に食べ続けるためには、この三すくみから脱出しなければならない。食・健康・環境のいずれにおいても高い品質を保ちつつも三方良しとなるような、新しいバランスを見つけることが必要とされている。

## 参考文献


外務省　二〇二二「人間の安全保障分野をめぐる国際潮流」https://www.mofa.go.jp/mofaj/gaiko/oda/bunya/security/index.html（最終閲覧二〇二二年三月二日）。

経済企画庁　一九七二『年次世界経済報告』https://www5.cao.go.jp/keizai3/sekaikeizaiwp/wp-we73/wp-we73-00302.html（最終閲覧二〇二二年三月二日）。

国連開発計画　二〇〇七『人間開発ってなに』ＵＮＤＰ東京事務所。

国連食糧農業機関　二〇一四『世界食料農業白書二〇一三年報告』。

多辺田政弘　一九九〇『コモンズの経済学』学陽書房。

寺西俊一・石田信隆・山下英俊　二〇一八『農家が消える――自然資源経済論からの提言』みすず書房。

農林水産省　二〇一四『平成二五年度　食料・農業・農村白書』。

藤澤良知　二〇〇八「戦中・戦後の食糧・栄養問題」『昭和のくらし研究』六：五―一七。

藤原辰史　二〇一七『戦争と農業』集英社。

マックグリービー、スティーブン・R　二〇二一「食卓を取り巻く不都合な真実」田村典江／クリストフ・D・D・ルプレヒト／スティーブン・R・マックグリービー編『みんなでつくるいただきます――食から創る持続可能な社会』昭和堂、一―三四頁。

Breewood, H. 2018. What is Malnutrition? *Foodsource: building blocks*. Food Climate Research Network, University of Oxford. https://www.tabledebates.org/building-blocks/what-malnutrition（最終閲覧二〇二二年三月二日）

Devereux, S. 2000. Famine in the Twentieth Century, the Social Science in Humanitarian Action Platform. https://www.socialscienceinaction.org/resources/famine-in-the-twentieth-century/（最終閲覧二〇二二年

三月二日）

Hawkes, C. 2005. The Role of Foreign Direct Investment in the Nutrition Transition. *Public Health Nutrition* 8(4): 357-365.

Popkin, B. M. 2006. Global Nutrition Dynamics: The World is Shifting Rapidly toward a Diet Linked with Noncommunicable diseases. *The American Journal of Clinical Nutrition* 84(2): 289-298.

Simon, G. A. 2012. Food security University of Roma Tre: Rome Itary.

WHO 2020. Malnutrition. https://www.who.int/news-room/questions-and-answers/item/malnutrition（最終閲覧二〇二二年三月二日）

WHO 2021. Obesity and Overweight. https://www.who.int/news-room/fact-sheets/detail/obesity-and-overweight（最終閲覧二〇二二年三月二日）

# 第3章 パンデミックの可能性

ハイン・マレー
（小林優子訳）

## 1　新興感染症

第1章では、栄養状態や衛生状態が改善され、抗生物質やワクチンなどの医療技術の進歩による予防や治療が確立されたことで、富裕層と貧困層では依然として格差があるものの、世界中で人々の健康状態が劇的に向上してきた歴史の流れについて論じた。こうした流れを受けて、現代の生物医学と公衆衛生の力を持ってすれば、感染症は「克服できる」という期待が広がっていった。一九七〇年代には、WHOが予防接種の拡大キャンペーンを推し進めたことで、古くから人々の健康を脅かしてきた天然痘ウイルスが根絶され、そうしたなかで人々の期待は最高潮に達した。しかし、じきにHIV／AIDSが流行し、こうした新興の感染症は、地域の貧困度に関係なく、深刻な脅威をもたらしうるものであり、前述の楽観的見解は忘れさられていくこととなった。

本章では、なんとも皮肉なことに、主に家畜を中心とした食料生産の拡大と土地利用の変化のために生態系（エコシステム）を変化させたことが、世界的なパンデミックになる恐れのある人獣共通感染症の必要条件をいかに整えたかについて述べる。なかでも、アジアの人口密度の高い農村地域では、このような病原体のスピルオーバー（異種間伝播）の事例が多発している。ウイルスやその他の病原体は、一度発生してしまうと、グローバル化した経済の相互作用によって、そのさらなる拡散が推し進められていく。各国政府や国際社会は、こうしたパンデミックの脅威の予防・対策措置として、どのようなアプローチをとるべきなのか、その探求に奮闘してきた。

## 2　ニパ

一九九八年九月、マレーシア北部の多くの養豚場が未知の病気に襲われた。その数ヶ月後、首都クアラルンプールの南に位置するニパ（Nipah）という村で同じ病気が発生した。当初、この呼吸器系疾患は、蚊を媒介として感染する日本脳炎であると考えられていたが、一九九九年になって、研究者らは前例のない未知のウイルスが原因であることを突き止めた。このウイルスは、発生地にちなんでニパウイルスと名付けられた。感染者が大規模な養豚場で働いていたことから、感染発生当初から、養豚との関連性は明らかであった。これらの養豚場を調査したところ、多くの豚にニパウイルスの感染が確認されたが、かぜ程度の軽度の症状しかみられなかった。罹患豚が隣国シンガポールに売られたことをきっかけに、シンガポールの養豚場でも感染が広まり、一一人の作業員が発症し、うち一人が死亡した。マレーシアでは、最終的に二六五人の感染者が確認され、死亡者数は四〇％近くにもなる一〇五人に上った。この致死率の高さが流行地域の住民の不安を煽り、パニックを巻き起こした（Sharma et al. 2018）。しかし、大規模な豚の殺処分によって最終的にはアウトブレイクは収束に向かい、一九九九年五月以降マレーシアではニパウイルスの感染者は出ていない。このアウトブレイクでは最終的に一〇〇万頭以上の豚が殺処分され、養豚業界は数億米ドルの損失を被ることとなった。その後、バングラデシュやインドでもニパウイルス感染症の散発的発生が報告されるようになり、発生源についても検証が進んだ。

研究者らは、この突如発生し謎に包まれた死の病（ニパウイルス感染症）の解明を進める過程で、その自然宿主が「空飛ぶキツネ」の愛称を持つオオコウモリであることを発見した。コウモリがさまざまなウイルスを、症状もなく運ぶことはよく知られているが、ニパウイルスも例外ではなかった。

オオコウモリは大きな木をねぐらに集まる。マレーシアではねぐらに適した木が年々減少しているため、オオコウモリは人間社会と空間を共有するようになり、村や町のなかや近辺の木に逆さにぶら下がっている姿が頻繁に目撃されるようになった。気になるのは、オオコウモリと人間は普段から近接して生活しているにもかかわらず、人がオオコウモリから直接ニパ病に感染しないことだ。なぜニパウイルスは養豚場でスピルオーバーしたのだろうか。何か特別な要因があったのだろうか。

それには、養豚場に植えられた大量のマンゴーの木が関係していた。養豚場では、一般的に養豚とマンゴー栽培を組み合わせ、土地利用の効率化を図っていた。オオコウモリはマンゴーに誘われ養豚場を訪れる。マンゴーを食べることで、唾液で汚染されたマンゴーのかけらやその糞を豚の囲いのなかに落としていく。豚はそうしたかけらや糞を食べてウイルスに感染する。ウイルスは、養豚場内の豚の間に広まっていき、そのなかで多くの人も感染していった。そのほとんどは豚が排出したエアロゾルに含まれるウイルスに曝されたことが原因とされている（Epstein et al. 2006）。長期的には、果樹栽培と養豚の組み合わせを取りやめたことで、さらなる発生を回避できるようになった。マレーシアで発生したニパウイルス感染症は、迅速かつ効率良く食い止められた。そのため、その高い致死率にもかかわらず、専門家の記憶に残るのみとなっている。しかし、ニパウイルス感染症の発生は、複数の重要点を示す事例でもある。第一に、自然宿主であるコウモリと「偶然の宿主」であり人間との「橋渡し」の役割を担った家畜（この場合は豚）の存在である。マレーシアでの人から人への感染の有無は定かではないが、ニパウイルスはコウモリから人へと直接的な感染はできなかった。そこで必要となったのが中間宿主となった豚の存在である。[※1]後述するように、その後数十年の間に、さまざまな人獣共通感染症で同様のパターンが繰り返し発生することとなる。

次に重要なのは、人間が生態系に介入することで、アウトブレイクの必要条件が整ってしまった点である。食肉や果物の需要が高まり、経済開発政策が刺激となって、ウイルス、コウモリ、マンゴーの木、豚、人間というこれまでになかった異種の組み合わせからなる新種の「生態系」が出現し、それがニパウイルス感染症アウトブレイクの発射台となった。このケースでは、まず豚を淘汰し、続いて養豚場から果樹を取り除くことで感染サイクルを断ち切り、アウトブレイクを抑えることに成功した。しかし、世界中で開発を目的とした生態系への介入は大規模に行われており、同様のパターンで人獣共通感染症の発生条件が整えられてしまう事例はその後も出現している。

## 3　SARS

ニパウイルスは流行地域をパニックに陥れ、国際的にも注目を集めたが、よりいっそう広く、世界全体に警鐘を鳴らしたのは重症急性呼吸器症候群（ＳＡＲＳ）の発生であった。ＳＡＲＳは、かぜと同様に、空気中の微量の飛沫や、ウイルス保有者が触った物の表面を介して感染する呼吸器系疾患である。二〇〇二年末に中国南部の広東省での未知の病として発生したが、健康上の脅威として国際社会に認識されたのは二〇〇三年二月になってのことだった。

同月二一日、広東省の劉建倫医師は、香港のメトロポールホテルに宿泊客として訪れた。劉医師はその翌日に入院し、その後死亡するのだが、メトロポールホテルに滞在中、濃厚接触や環境汚染（エレベーターのボタンなど）によって、多数の宿泊客を感染させている。今でいうところのスーパースプレッダーである。そのうちの一人は地元住民で、プリンス・オブ・ウェールズ病院に入院し、最終的には二〇〇人以上の職員と患者の院内感染を引き起こした。そして、ホテル内で感染した他の三人の宿泊客は、ベトナム、シンガポール、カナダへと国境を越えてウイルスを持ち込んだ。数週間という瞬く間のうちに、この新種の疾患は広東省から世界中へと広がっていったのである。

発生当初、ＳＡＲＳの致死率は高く、約半年間という短い間に世界中で八〇〇〇人以上の感染者を出し、うち七〇〇人以上が死亡した（約九％）[※2]。感染者の多くは成人であり、特に医師や病院関係者は深刻な危険に曝されていた。感染者数は中国で圧倒的に多かったが、被害は世界中に拡大し、カナダ、シンガポール、台湾ではそれぞれ二〇〇人以上の感染者が発生した。また感染者数は少ないもののその他二四ヶ国でも報告されている。死亡例も世界中で発生しており、発生源とされる地域からはるか遠く離れたトロントなどでも確認されている。ニパウイルスの発生が人里離れた農村や畜舎など特定の場所に限られていたのとは対照的に、この新種の危険なウイルスは、ビジネスクラスの旅行者を介して広がり、北の先進国の豊かな大都市で犠牲者を出したことで、一般市民からも注目を集めた。ＷＨＯは設立後五五年の歴史のなかで初めて、広東省や香港などへの不要不急の渡航を避けるようにとの渡航制限勧告を発出し、その後対象地域を拡大した。このことは状況の深刻さを物語っている。ＳＡＲＳがほぼ一瞬にして世界中に広まったことで、グローバル化した世界の脆弱性が露呈されることとなったのである。

では、この新種の蔓延速度の速い病気はどこからやってきたのだろうか。まず、ウイルスがどのように増殖し、時には「種の壁を飛び越える」のかを説明しておこう。ウイルスは、細菌よりもはるかに小さな粒子で、基本構造は、遺伝物質（ＳＡＲＳやインフルエンザの場合はＲＮＡ）がタンパク質の殻に覆われたものである。ウイルス粒子は独立して増殖することはできないが、代わりに宿主細胞に入り込んで「ハイジャック」し、宿主細胞に自らの遺伝物質を増殖させる。その過程で、ごく稀に小さな複製エラーが発生し、それが時間をかけ蓄積されることで、例えば、ウイルスの感染力が高まったり、異種への感染を可能とするといったような特性が新たに生まれるのである。また、こうした遺伝子変化は「組み換え」とも呼ばれ、二つのウイルスが同時にひとつの宿主細胞に感染し、両者の遺伝子が新たに形成されたウイルスに組み込まれることでも発生する。ＳＡＲＳについては、感染者の多くが動物を専門的に取り扱う事業者（販売者、料理人など）であり、発生初期段階にはすでに、広東省仏山市の食用動物を生きたまま販売する生鮮市場が初の症例に関与していることは明確になっていた。このような市場では、多数の異なる種の家畜や野生動物が近接して売られており、異種間伝播の温床となっている。調査研究の過程で、市場のハクビシンの檻からSARSウイルス遺伝子の一部が発見されたことから、ハクビシンを介して人間にウイルスが伝播したのではないかとされた。研究によって、SARSウイルスの自然宿主が、広東省から遠く離れた雲南省に生息するキクガシラコウモリであるとされたのは、それからずっと後の二〇一七年になってからのことである。SARSウイルスは、コウモリの体内で組み換えられて誕生し、その後、コウモリの糞に触れた（おそらく家畜化された）ハクビシンに伝播したと考えられている。広東省の市場で売られていたハクビシンの間にウイルス感染が広まり、さらに変異して人間に感染したのかもしれない。このように、生きた動物の売買によって、コウモリは、人間が食用として消費する商品の市場チェーンと結びついていったのである。豚を介して人へと飛び火していったマレーシアのニパウイルス感染症の場合と同様に、ここでも、SARSが人に感染し、人から人へと感染する病気になったのには、食用として市場に出回っていた第三の生物種が中間宿主としての役割を担った。

SARSは急速に蔓延していったにも関わらず、最終的にはうまく鎮圧されたことは意外に映るかもしれない。SARSが発生してから約半年後の二〇〇三年七月までに、人から人への感染が確認された地域のすべてで「SARSフリー（感染者ゼロ）」が宣言された。その後も、実験室でのミスや動物からの感染などによる感染者の散発的発生は報告されているが、感染症としてのSARSは過去のものとなった。SARS制圧に成功した背景には、ウイルスの感染力がある。SARS感染者は症状が出た時にしか感染力を持たない。症状のある感染者、特に高熱のある人を特定して隔離することで、感染の拡大を抑え、ウイルスを根絶することができたのである。

それから約二〇年が経過した現在、さらに大規模なスケールでパンデミックが発生している。しかし、当時、SARSウイルス感染の流行によって社会が陥った深い不安、恐怖、そして時に発生したパニックは容易に察しが付くものではない。感染者数が圧倒的に多かった中国では、当初、政府当局が情報を規制しようとした。当局の情報隠蔽が逆に噂や不信感、恐怖感を蔓延させることとなり、適切な感染対策がより困難になってしまった。北京では、公式の感染者数は数名とされていたが、政府から信頼できる情報を得ることのできない市民らは業を煮やし、感染の疑いに関する情報をSMS（ショートメッセージサービス）で流したため、検証不可能な情報が次々と増えていった。人々は通勤・通学のための公共交通機関の利用を恐れた。しかし、二〇〇三年四月になると、政府当局は方針転換し、感染規模がこれまでの公式報告よりもはるかに大きいことを認めた。当時の衛生部長と北京市長が解任され、情報の流通は改善されていった。一方、WHOの渡航制限勧告も不安の大きさを物語る指標となった。SARSウイルスの感染地域に指定された国は、渡航制限による経済的・社会的影響を懸念して、しばしば勧告に異議を唱えていた。こうした経験は、新興感染症と闘うには、正確な情報を迅速に共有し、国際的な協力関係を築くことが鍵となることを裏付けた。

こうした経験を受けて、二〇〇五年にWHOの国際保健規則（IHR）が改正されるに至った。

ＩＨＲは、病気の感染拡大予防を目的とした国際協力に関する法的拘束力のある協定である。一九六九年に初採択され、当初は、ペストやコレラなど一部の疾患に適用対象が制限されていたが、ＳＡＲＳの経験を踏まえて、国際的な公衆衛生上の脅威となりうる病気を幅広くカバーするように範囲が拡大された。各国政府には、こうした脅威の迅速な報告義務が課せられた。改正ＩＨＲは、ＷＨＯに「国際的に懸念される公衆衛生上の緊急事態（ＰＨＥＩＣ）」を宣言する権限を与え、宣言発出に際し、公式の国別報告書に加えてさまざまな情報源の活用を可能にした。このような緊急事態が公式に宣言されたのは、それから間もなくのことであった。

## 4　インフルエンザ

インフルエンザといえば、大概の人にとっては冬の寒さが厳しくなるにつれて発生する、例年の恒例行事のようなものであろう。毎年、高齢者を中心に死者を多数出してはいるものの、多くの人にとっては、発熱、咳、鼻水、関節痛などの不快な症状が数日間続く程度で、かぜとあまり大差はないと捉えられている。そのため、インフルエンザが精力的な研究・監視の対象で、少し前まで世界中の研究者や保健当局者が、悲惨なインフルエンザ・パンデミックの可能性を真剣に警戒していたと聞くと、意外に思われるかもしれない。

インフルエンザ[※3]は何千年も前から人類の歴史の一部であった可能性が高く、約五〇〇年前の歴史的資料でも定期的に大流行していたことが確認できている。インフルエンザの自然宿主はカモなどの水鳥で、ウイルスを保有していても深刻な症状が出ることはないが、豚やヒトなどの哺乳類にも感染の可能性がある。人間社会では、インフルエンザは季節性インフルエンザとして存続しているが、歴史上、時折、壊滅的な大流行（パンデミック）が発生している。そのなかでも最大級のものは、第一次世界大戦後の一九一八年から二〇年にかけて発生したスペインインフルエンザ（スペインかぜ）・パンデミックで、約五〇〇〇万人が死亡したといわれている。二〇世紀後半にも、一九五七年のアジアインフルエンザ、一九六八年の香港インフルエンザ、一九七七年のソ連かぜの三つのインフルエンザ・パンデミックが起こったが、スペインインフルエンザほど多数の犠牲者を出すことはなかった。

　A型インフルエンザウイルスは、ウイルスの表面にあるヘマグルチニン（H：一八種類）とノイラミニダーゼ（N：一一種類）という二種のタンパク質の亜型によって分類される。これらのタンパク質は、宿主の細胞への結合や侵入の際に役割を担う。A型インフルエンザは、亜型の組み合わせによって分類されており、例えば、H1N1亜型は一九一八年のスペインかぜで、H3N2亜型は現在の季節性インフルエンザのひとつである。ここでは、二一世紀の最初の一〇年間に大混乱を引き起こしたH5N1亜型に着目し解説する。

　H5N1亜型は一般に、鳥インフルエンザとして知られている。ニパウイルス感染症やSARSとは異なり、H5N1亜型については、水鳥、ヒト、そしてもちろんインフルエンザウイルスに加えて、ニワトリの存在が鍵となるのである。実はマレーシアでニパウイルスが発生する直前に、すでにその前触れはあった。一九九七年に、香港でH5N1亜型のヒトへの初感染が報告され、一八人の感染者が確認され、うち六人が死亡した。香港の感染者は全員、ニワトリとの接触により感染していたことから、香港政府は、一五〇万羽をすべて殺処分することで、感染症の蔓延を収束させた。H5N1亜型インフルエンザウイルスの事例は、ニワトリからヒトに種の垣根を越えて、感染できることを示している。インフルエンザウイルスは、SARSのようなコロナウイルスよりもはるかに変異しやすく、また変異が漸進的に蓄積され、遺伝子の組み換えも起こる。そのような遺伝子変化が、香港でのアウトブレイクを引き起こしたのかもしれない。いまだその詳細は解明されていないが、ある条件下において、H5N1亜型インフルエンザウイルス（およびその他の亜型）は、ニワトリにとっては無症状であるか、軽度の症状を引き起こすだけの低病原性の亜型から、高病原性鳥インフルエンザ（HPAI）に変異しうる。その名が示すように、感染したニワトリを重症化させ、しばしば死に至らしめるウイルスである。過去に大流行したヒトのインフルエンザは、低病原性ウイルスから派生したものであるが、突然アジアでニワトリの高病原性鳥インフルエンザが大発生した際には、散発的であったものの、ヒトのインフルエンザの重症化事例も報告されていたため、世の中に大きな不安をもたらした。

二〇〇三年一二月、東アジアおよび東南アジア圏で、ニワトリの高病原性鳥インフルエンザH5N1亜型の大規模感染が発生した。H5N1亜型は中国を発生源としたが、カンボジア、インドネシア、日本、ラオス、タイ、ベトナムでもほぼ同時に確認された。二〇〇五年には中国西部の青海湖でも発生し、数百羽の渡り鳥が犠牲となった。二〇〇六年にトルコで感染が確認された後、最終的にはヨーロッパやさらにはナイジェリアでもニワトリや野鳥の感染が報告された。二〇〇六年のピーク時には、六〇ヶ国以上で動物のH5N1亜型ウイルス感染が報告された。その後、中国、ベトナム、インドネシア、エジプトなど、農村部に人口が多く、ニワトリを大量に飼育している国では、家禽類の風土病として収まりをみせている。しかしながら、現在でも、日本からヨーロッパにかけて、家禽や野鳥のH5N1感染のニュースが、たまにではあるが、たびたび報道されている。

H5N1亜型ウイルスのヒト感染は一七ヶ国で報告されている。家族内などのごく小規模で、人から人への感染が疑われる場合もあるが、ほとんどが家禽から直接感染している。二〇〇三年から二〇二一年までの間に、ヒト感染は全世界で八六二例報告されており、うち死者は四五五例で、その死亡率は五三％に達する。これらの症例の半数以上（四六八例）は二〇一〇年以前に発生しており、ヒトへの感染数は時間の経過とともに減少傾向にある。一〇〇人以上の感染者が報告されているのは、エジプト（三五九人）、インドネシア（二〇〇人）、ベトナム（一二七人）の三ヶ国のみであるが、二〇一四年以降、エジプトでは大幅な増加が確認されている。

SARSの場合もそうであったが、新興の人獣共通感染症が発生すると犠牲となるのは圧倒的に畜産動物である。このため、今となっては、当時人々の間に広まった不安感や恐怖感、混乱を思い出すことも理解することも難しい。しかし、SARS直後の発生であったということと、ニワトリなどの感染が爆発的に増加し、ヒトへの感染は数としては少ないものの高い致死率であったことが重なった結果、不安感を増長させたといえるだろう。メディアでは、白色の防護服を着た人々が養鶏場のニワトリを処分する姿が報道され、深刻な公衆衛生上の危機であることを示していた。H5N1亜型ウイルスには、人間のパンデミックとなる可能性があるとされ、国際社会からは、中国、ベトナム、インドネシアなど、最も被害の大きかった国に対し、その抑制に奮励するよう圧力がかけられた。この圧力は、政府当局から養鶏業者に転嫁されたところが大きい。この病気は、養鶏業と農村社会に大規模な混乱をもたらした。当初、H5N1亜型が養鶏場で発見されると、基本対策として、半径五キロ以内の家畜のニワトリはすべて殺処分され、家禽類の移動制限もかけられた。家禽類の市場価格は急落し、家禽産業における物的・経済的損失は甚大であった。

この新種の高病原性ウイルスには、未知の部分や不確実な部分が多く、研究者の間でも政府の間でもあらゆる議論がなされた。[※4] そのひとつが、ウイルスの長距離拡散における渡り鳥の役割であった。最も一般的な感染経路は感染した鳥の排泄した糞との接触であることから、渡り鳥がH5N1亜型ウイルスに感染している場合、屋外で飼育されている家禽と触れ合うことで感染につながるというのは十分に想定しうるシナリオであった。その一方で、野鳥の感染を示す証拠の多くは、死んだ鳥や重症の鳥から得られたものであり、感染した鳥に長距離移動が可能だったとは考えづらい。したがって感染経路はその逆で、局所的にウイルスが発生し、そこに飛来した野鳥が犠牲になっただけなのかもしれない。しかし野鳥がニワトリなどへの感染源であるという決定的な証拠はほとんどないものの、遠く離れたモンゴルの砂漠地帯で発生した事例などは、渡り鳥の役割を抜きにしては説明がつかない。結論としては、主な感染経路は人間によるニワトリや養鶏に関連する物資の輸送であり、野鳥がウイルスを拡散させる役割は限定的であったものと考えられる。

同様に、養鶏場のタイプによって感染への関与が異なるかどうかについても激しい議論が交わされた。政府が非難の矛先を向けたのは、中国南部や東南アジアの僻地にみられる小規模な家族経営の農場で、自由に走り回る数羽の親鳥とヒナの小さな群れからなる、いわゆる「バックヤードチキン（裏庭養鶏のニワトリ）」である。野鳥と接触する機会が多いだけでなく、豚などの他の生物種と直接接触することで、異なる宿主種のウイルス組み換えの機会になることが特に懸念された。このような裏庭養鶏は、大規模な商業養鶏場での感染源になる可能性があるとして、大幅に淘汰するべきという声があがった。それとは反対に、大規模な養鶏場がアウトブレイクの原因であり、低病原性から高病原性ウイルスへの変異には、鶏舎の過密な飼育状況が何らかの役割を果たしているという意見もあった。ある意味では、こういった議論は時間の経過とともに意味をなさなくなってきている。先に説明したように、農村部にてニワトリが密集している多くの国では、H５N１亜型は裏庭養鶏特有のものであり、風土病としての地位を確立している。つまり、最初の発生源はいまだ特定されていないものの、確実なのは、裏庭で飼われている小さな群れ（エジプトの場合は屋上飼養）がウイルスの根絶に至っていない現状に何らかの関わりがあるという点である。

H５N１亜型のアウトブレイクと感染拡大のメカニズムは依然として一部が謎に包まれていたた

め、各国政府はどう対策すれば良いのかと途方に暮れていた。一般的な「対策措置」は、家禽の移動制限や、感染群の淘汰などであった。アウトブレイクを未然に防ぐために、衛生管理を強化し、ニワトリをできるだけ外界から隔離するなど、養鶏場のバイオセキュリティーを高める努力がなされた。また、闘鶏を禁止した地域もあれば、村の端に家禽販売所を設置し、バイクで養鶏場を渡り歩いてニワトリを買い付ける家禽商人が村に入るのを未然に防ぐ取り組みを行う地域もあった。また、ほとんどの国では、都市部の市場で生きたニワトリの販売が禁止された。しかし、各国の取り組みにおいて最も大きな違いが生じたのは、ニワトリのワクチン接種であった。中国とベトナムでは、ニワトリのワクチン一斉接種が実施された。大規模な養鶏場は自らワクチン接種を実施したが、この二ヶ国の政府は、裏庭養鶏のニワトリにも行き届くようワクチンを提供し、多くの人員を動員した。意外かもしれないが、対照的に、タイ政府はニワトリのワクチン接種を禁止した。タイでは大規模な養鶏場が大規模な加工会社と直接契約しており、養鶏場は一大産業をなしていたが、その多くはEUをはじめとする海外輸出用であった。ワクチンを接種したニワトリの肉には、抗体ができるため、鳥インフルエンザに罹患したニワトリの肉と区別がつきにくくなる。そのため、感染したニワトリであるとみなされて、輸出が危ぶまれることを懸念したためであった。このように、各国の事情によって対策はさまざまだが、エピデミック（局地的な流行）を抑えるために絶大な努力がなされたという事実は、アジアの各国政府がいかにH5N1亜型を深く憂慮していたかを物語っている。

なかでも、最も物議を呼んだのは、インドネシア政府が海外に対し、ウイルス検体の提供を拒否したことではなかろうか。この対応は、パンデミックの脅威の倫理をめぐるジレンマの核心に迫るものである。

二〇〇七年一月、インドネシアの保健相は、国内の患者から採取したウイルス検体を、海外のWHOリファレンス研究所へ提供することを取りやめると発表した。その背景には、これらの検体は、ワクチンの開発という名目のもとで北の先進国の製薬会社の手に渡り、最終的にはインドネシアなどの貧しい国にワクチンが高額で販売されているという主張があった。当時のインドネシアは、H5N1亜型インフルエンザ感染拡大の影響を直接的に受けており、ヒト感染も多く、家禽類の間でも定期的なアウトブレイクが報告されていた。二〇〇五年版IHRは、迅速な情報共有の重要性と、人類を致命的な病気から守るための各国の責任を重視するものであったが、インドネシア政府の主張では、「自国の生物試料に対する国の主権、グローバルシステムの透明性、先進国と発展途上国の間の公平性など、より基本的な原則」が強調されていた（Sedyaningsih et al. 2008）。この問題は、二〇一一年にWHOの「パンデミック・インフルエンザ事前対策（PIP）枠組み」にウイルス主権（viral sovereignty）の概念が盛り込まれたことで正式に「解決」したとされているが、その後も、新種の病気が発生するたびに同様の論争が続いている（Rourke 2020）。インドネシアの主張は、ウイルスの共有を国際的な社会正義の問題に関連付けることで、将来おこりうるパンデミックに備えて対策を講じなければならないという必要性と、貧困と格差という厳しい現実の間に存在する緊張関係を露呈させた。

Ｈ５Ｎ１亜型インフルエンザは、家禽産業に多大な損害と損失を与えたために、世界的に大きな懸念となり、慌ただしく対策措置が講じられた。しかし幸か不幸か、人間の病気としてのパンデミックへと発展することはなく、鳥の病気として留まった。実際に人間の病気として起こったインフルエンザ・パンデミックは、懸念されていたアジアのニワトリではなく、アメリカの豚を発生源とした。

二〇〇九年四月、メキシコの養豚場に関連して、新種の呼吸器疾患が発生したというニュースが流れ始めた。同様の症例はアメリカ南部でも発生していたが、この新型ウイルスの発生起源は解明されていなかった。しかし、すぐに、この新型ウイルスは、鳥、豚、ヒトのインフルエンザウイルスが組み合わさって変異した新種のＨ１Ｎ１亜型であることが明らかとなった。養豚業との関連から、一般的には「豚インフルエンザ」と呼ばれるようになったこの感染症は、当初の報告では致死率が非常に高かった。これは、多くの無症状、あるいは症状が軽いケースが重症化するまで報告されなかったためと考えられる。

人類に大打撃を与えた一九一八年のスペインかぜのパンデミックの原因となったウイルスと同型のＨ１Ｎ１亜型の豚インフルエンザの流行は、世界中の人々の不安を大きく煽った。二〇〇九年四月、ＷＨＯ事務局長は、二〇〇五年ＩＨＲを初めて発動し、「国際的に懸念される公衆衛生上の緊急事態」であると宣言した。ウイルスは燎原の火のように瞬く間に広がり、同年六月には七四ヶ国から「豚インフルエンザ」の感染が報告されたため、WHOはこれを正式にパンデミックと宣言した。しかし、豚インフルエンザはSARSやH5N1亜型インフルエンザ以来、世界が警戒してきたパンデミックとは異質のものであった。冬場でなく夏場に活発になる、通常のインフルエンザほど高齢者には影響がないなどの特徴があったものの、季節性インフルエンザと大差ない比較的軽い疾患であったのだ。二〇〇九年のH1N1亜型は世界的に大流行した後、季節性ウイルスとして定着し、季節性インフルエンザの予防接種にも含まれている。二〇一〇年八月、WHOは「国際的に懸念される公衆衛生上の緊急事態」の収束を宣言した。インフルエンザウイルスによるパンデミックの脅威は畜産業界にて具現化されることとなったが、その人間社会への影響は比較的控えめであった。

H1N1亜型インフルエンザ・パンデミック後の一〇年間で、WHOは五回にわたって、ポリオやエボラ出血熱などのすでに人間集団のなかで循環しているウイルス感染症と、蚊が媒介するジカウイルス感染症に対し緊急事態宣言を発出している。[※5] 一番最近では、COVID-19（新型コロナウイルス）のパンデミックに対し宣言が発せられた。このパンデミックは、コウモリや水鳥などの自然宿主種から、豚、ハクビシン、ニワトリなどの人間の食用となる動物を中間宿主として、人間にまで伝播するという、本章で述べたパターンに沿って生じた可能性が高いと考えられている。

## 5　新興感染症をもたらすもの

本章では、病原体、動物、人間、地域環境の特定のあり方が、ウイルスが人間集団へとスピルオーバーしていき、感染拡大を引き起こす事例について検討してきた。ここで取り上げた事例は、世間の注目を集めただけでなく、新興の動物由来感染症、いわゆる人獣共通感染症がますます頻繁に発生しているという傾向を示すものである。これまでの研究で、一九九〇年から二〇一六年の間に、世界の人獣共通感染症の発生件数は、年間五〇件前後から二〇〇件以上にまで増加していることが明らかになっている。同様に、蚊やダニなどの媒介によって感染する媒介性疾患の発生件数も、約二五件から一六〇件以上へと急増した（Morand & Lajaunie 2021）。人間の感染症の六〇％は人獣共通感染症であり、新たに発生した人間の感染症の四分の三は動物由来であると推定されている（UNEP & ILRI 2020）。こうした傾向の根底にある主な要因には、土地利用や生態系に甚大な影響をもたらすフードシステムの発展と変化がある。

現在、主な土地利用は農業が占めている。世界の居住可能地（氷に覆われた地と不毛の地を除く）のおよそ五〇％が農業生産に使用されており、残りは森林が三七％、灌木が一一％、淡水が一％、都市開発が一％である。約千年前には、農業に利用されていたのは居住可能地の四％のみであった（Ritchie & Roser 2013）。このような人間社会による自然生息地、なかでも森林に対する侵食は現在も続いており、病原体がスピルオーバーする条件を生み出している。特に熱帯地域では、森林劣化や他の用途への転換と病気の発生との関連性が判明している（Morand & Lajaunie 2021）。このような状況下で病気が発生する具体的なメカニズムこそはっきりと解明されていないものの、最も根源的な要因として、病原体の宿主種の生息地が減少することで、人間との接触が増加しうるという状況がある。マレーシアのオオコウモリの事例と同様に、オーストラリアのオオコウモリも、生態系の変化によって餌場やねぐらが奪われた結果、人間の居住地の近くで目撃されるようになった（UNEP & ILRI 2020）。しかし研究者たちは、こうした人間と動物の生息形態の近接という単純な事象以外にも、疾病生態学の新たなプロセスを発見しつつある（Plowright et al. 2021）。例えば、環境が変化すると、宿主となる動物が病原体に曝露される程度も変化し、その健康状態によって感染しやすさも左右される。感染した動物は、環境ストレスの影響を受け、より多くのウイルスを排出するかもしれない。さらに、生態系が劣化・分断されると種の構成が変化し、ヒトに感染しうる病原体を保有しやすい種が増加する可能性もある。げっ歯類は生息地の変化に柔軟に適応できることで知られているが、八〇以上の人獣共通感染症に関与しており、多くの地域でその個体数は増加している。環境の変化は、人獣共通感染症の病原体を媒介するげっ歯類にとって有利にはたらくことも立証されている（UNEP & ILRI 2020）。熱帯地域とは対照的に、温帯地帯では森林地帯が再び拡大しており、そこでは森林再生と病気のアウトブレイクに関連があると考えられる。その一例が、アメリカ、ヨーロッパ、日本で増加しているダニ媒介性疾患である。

人為的な生態系の変化に伴う病気の発生は、もちろん森林に限ったことではなく、例えば、水に関連した変化もそのひとつである。ダム建設と住血吸虫症の発生に関連があることは古くから知られており、第5章では、ラオスで灌漑稲作が発展したことで肝吸虫症の中間宿主である巻貝の生息地の拡大につながった事例を詳しく紹介する。

このように、経済開発活動は、病原体を媒介する動物の生息地である生態系の変化をもたらし、結果として、病原菌が人間集団に伝播する条件を成立させるのである。また、野生動物全体の個体数の減少とは対照的に、家畜の数は劇的に急増しているが、それはここ数十年の間に肉の消費量が飛躍的に増加したことと関係している。この半世紀の間に、世界の食肉生産量は四倍以上に増加した（Richie & Roser 2017）。その根底に人口増加があるものの、一九六一年から二〇一四年の間に、世界の一人あたりの年間平均食肉消費量（魚介類を除く）は約二三キロから四三キロに増加しており、この増加が深く関係しているといえる（図3-1）。

この一人あたりの平均値の裏には、国（や個人）レベルに存在する多種多様な差異が隠されている。一般的に、豊かな国ほど食肉消費量が多く、所得が上がると食肉消費量も増える傾向にある。最も食肉消費量が多いのはオーストラリアで、一人あたり年間一一六キロを消費している。ヨーロッパでは約八〇キロ、北米では約一一〇キロであり、中国では約六〇キロ、日本では約五〇キロとなっているが、インドは約四キロに留まっている。

このように、所得と食肉消費量には関係性が存在しているが、文化的嗜好が食生活の形成に重要な役割を担っていることも示唆される。地域ごとの傾向では、なかでもアジア圏での食肉生産の増

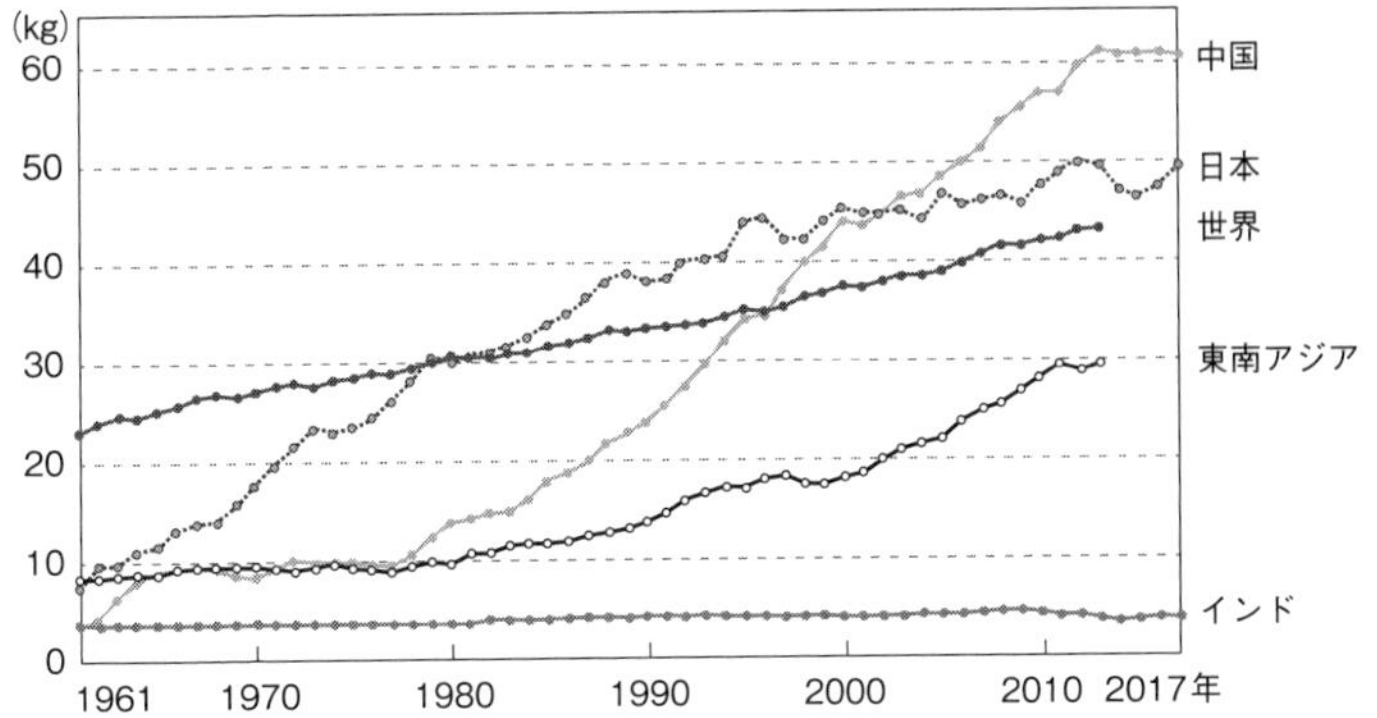


**図3-1　一人あたりの年間平均食肉消費量**

注）魚介類を除く。家庭での廃棄・消費レベルを補正していないため、最終的な消費量が反映されない可能性がある。

出所）UN Food and Agriculture Organizationをもとに筆者作成。

加が顕著である。一九六一年にはアジアの食肉生産量は世界の一二％に過ぎなかったが、二〇一三年になる頃には一五倍に増加し、世界の生産量の四〇〜四五％を占めるまでになった。食肉の種類の構成も変化しており、鶏肉が一二％から三五％へと増加している。鶏肉の最大の生産国はアメリカと中国で、次いでブラジルである。かいつまんでいえば、より多くの人々が、より多くの肉を消費しており、特にアジア諸国での消費量が増えている。その結果、中国、ベトナム、インドネシア、タイなどの多くのアジア諸国では、農村部に人と家畜が密集し、共通の病原菌を保有するなど多様な形で相互に影響をもたらし合っている。これはある意味、第1章で述べた農業革命の状況が激化したようなものと捉えることができるだろう。

一万年前の農業革命では動物が家畜化され、人と家畜がともに定住するようになった。そして、家畜は人獣共通感染症のスピルオーバーの重要な鍵を握る存在であった。野生動物が人と共有する人獣共通感染症ウイルスの種数は平均〇・二三種（範囲〇〜一六種）であるのに対し、家畜の場合は平均一九種（範囲五〜三二）と格段に多い（UNEP & ILRI 2020）。

先に述べた人獣共通感染症の発生には、食用野生動物の取引が病原体のスピルオーバーに果たす役割も重要となってくる。アフリカでは「ブッシュミート」という言葉がよく聞かれるが、アジアでは「ウェットマーケット」と呼ばれる、野生動物と家畜が各地から持ち込まれ生きた状態で売買される市場が、SARSや新型コロナウイルス感染症発生時に脚光を浴びることとなった。このような市場は、人間によって構築されたミニ生態系として考えることができる。そこでは、異なる種類の動物が近接して生息し、多くの場合、檻は重なり合っており、そのなかで排便や排尿をすることで病原菌の感染に理想的な条件を形成しているのである。こうした市場が病気の発生にどの程度関与しているかについては、研究者の間でもさまざまな議論があるが、SARSやH5N1インフルエンザの被害を受けたアジアの国々では、都市部の市場での生きた動物の販売を禁止し、衛生基準の改善を図った。新たな感染症が広まると、野生動物の取引を禁止する声がよく聞かれるが、ここでも広範な議論がなされている。完全な取引禁止となると、違法取引が増え、さらに管理が難しくなるのではという意見があるからだ。

## 6 感染症の発生パターン――ワンヘルス

第1章では、移動・定住―食生活―社会構造というシンプルな枠組みを用い、人類の長い歴史における大きな疫学転換について論じ、本章では、二〇世紀後半から新たな感染症が頻発するようになり、数々のパンデミックやパンデミックとなる可能性のあるアウトブレイクの事例を紹介した。その背景には、自然環境の劣化と畜産業の飛躍的な発展が存在しており、ウイルスが「種を飛び越えて」人間に感染できるだけの条件が整ったことが挙げられた。言い換えれば、フードシステム（食生活のパターン）の成長と変化、家畜と人間の共存（定住パターン）が、世界的な疫学のダイナミクスを裏打ちしていたのである。そして、ひとたび人間集団に新しい病気が発生すると、グローバル化した経済のハイパーモビリティ（移動パターン）によって、ほぼ一瞬にして世界中に感染が拡大するようになっていった。社会構造は病気の主な発生要因ではなかったかもしれないが、人間の健康状態に大きな影響を与えていた。そして、新型コロナウイルス感染症が猛威を振るう現在においても、その影響は続いている。ウイルスが人に感染する際には社会的な区別をしようがないとはいえ、予防接種や医療、情報へのアクセスが限られていることや、社会的地位や社会的属性に一部関連性のある既往の健康状態があることから、貧しい国や、国内でも疎外された集団は新型コロナウイルス感染症の影響を不均衡に受けているのである。

こうした新興感染症への懸念から、「ワンヘルス（One Health）」と呼ばれる研究・実践・政策の「運動」が誕生した。ワンヘルスの研究者たちは、人、動物、病原体が相互に密接につながっているのか、つまり病原菌の流れが人と動物をどのように結びつけ、ひとつながりの健康「ワンヘルス」を形成するのかについて調査研究を進めている。しかし、感染症の科学と実践において、医師は医学（人間の医学）、獣医は獣医学というように、ひとつであるべき「ワンヘルス」が、別々の領域に区分される傾向があることを、ワンヘルス研究者らは指摘している。監視プログラムも、人と動物で別々に行われる傾向がある。日本では農林水産省が動物の健康を、厚生労働省が人間の健康をというように異なる省庁が縦割りで関わっており、同様に国際機関についても、ＷＨＯが人間の健康を、国連食糧農業機関（ＦＡＯ）と国際獣疫事務局（ＯＩＥ）が動物の健康を管轄している。ワンヘルスの支持者は、人と動物の健康に関する研究、監視、準備対策、管理を管轄する各機関の統合を推進している。次章では、ワンヘルス支持者が「エコヘルス」という別の「運動」とどのように共通点を見出したかについて論じる。

注

※１　バングラデシュとインドでは、わずかではあるが、人から人への感染例が確認されている。

※２　ＷＨＯは、可能性の高い症例と疑われる症例を含めて死亡率は約三％であるとしている。
https://www.who.int/health-topics/severe-acute-respiratory-syndrome#tab=tab_1（最終閲覧二〇二一年一一月二七日）

※3　インフルエンザには主に四つの型があるが、ここでは季節型インフルエンザとパンデミックの原因となるA型に焦点を当て、議論を進める。

※4　本節は、筆者がThe Asian Partnership on Emerging Infectious Diseases Research（APEIR）設立支援に携わった経験にもとづく。

※5　ジカ熱はアフリカで発生し、アジアや南米に拡大していった。ジカ熱は、通常、軽度の症状しかみられないものの、ブラジルでの大流行時に、ジカ熱と小頭症やその他の神経疾患の集団発生との関連性が発見されたため、「国際的に懸念される公衆衛生上の緊急事態」が宣言された。

**参考文献**

Epstein, J. H., Field, H. E., Luby, S., Pulliam, J. R. C., Daszak, P. 2006. Nipah Virus: Impact, Origins, and Causes of Emergence. *Current Infectious Disease Reports* 2006 8: 59-65.

Morand, S. and Lajaunie, C. 2021. Outbreaks of Vector-Borne and Zoonotic Diseases Are Associated with Changes in Forest Cover and Oil Palm Expansion at Global Scale. *Frontiers in Veterinary Science* 8(661063): 230.

Plowright, R. K., Reaser, J. K., Locke, H., Woodley, S. J., Patz, J. A., Becker, D. J., Oppler, G., Hudson, P. J. and Tabor, G. M. 2021. Land Use-induced Spillover: A Call to Action to Safeguard Environmental, Animal, and Human Health. *Lancet Planetary Health* 5(4): E237-E245.

Ritchie, H. and Roser, M. 2013. Land Use. OurWorldInData. org. https://ourworldindata.org/land-use（最終閲覧二〇二一年一二月一四日）

Ritchie, H. and Roser, M. 2017. Meat and Dairy Production. OurWorldInData. org. https://ourworldindata.org/

meat-production（最終閲覧二〇二一年一一月一四日）

Rourke, M. F. 2020. Restricting Access to Pathogen Samples and Epidemiological Data: A Not-So-Brief History of "Viral Sovereignty" and the Mark It Left on the World. In M. Eccleston-Turner and I. Brassington (eds.), *Infectious Diseases in the New Millennium: Legal and Ethical Challenges*. International Library of Ethics, Law, and the New Medicine, pp. 167-191.

Sedyaningsih, E. R., Isfandari, S., Soendoro, T. and Supari, S. F. 2008. Towards Mutual Trust, Transparency and Equity in Virus Sharing Mechanism: The Avian Influenza Case of Indonesia. *Annals Academy of Medicine* 37(6): 482-88.

Sharma, V., Kaushik, S., Kumar, R., Yadav, J. P. and Kaushik S. 2018. Emerging Trends of Nipah Virus: A Review. *Review in Medical Virology* 29(1): e2010.

United Nations Environment Programme and International Livestock Research Institute（UNEP & ILRI）2020. *Preventing the Next Pandemic: Zoonotic Diseases and How to Break the Chain of Transmission. Kenya: Science Division*, United Nations Environment Programme.

# 第4章 エコヘルスの誕生

ハイン・マレー
（小林優子訳）

## 1　健康とは何か?

「健康（ヘルス）」とは、わかりやすく、広く普及しているものの、いざ定義するとなると難しい概念である。私たちの多くは、少なくとも、その衰えを感じたり、不安定さに悩まされたり、完全に失ったりしない限り、健康についてそれほど真面目に考えることはないだろう。病気になると、改めて、普段、当たり前と考えている健康について思い知ることになる。

しかし、健康とは、病気にかかっていない状態のことであろうか、それ以上の何かなのだろうか。私たちは「健康」という言葉をさまざまな状況に応じて、柔軟に使用している。「元気です」は、「今日は元気です」「概して元気です」「年齢の割には元気です」、あるいは「置かれている状況の割には元気です」といった意味を持ちうる。また、「健康的な食」や「健康的な生活」という言い方もある。一九四八年、WHOが、健康とは「肉体的、精神的及び社会的に完全に良好な状態であり、単に疾病または病弱の存在しないことではない」と定義したことは有名である。この定義は厳密に適用すると、すべての人とはいわないまでも、ほとんどの人が不健康となってしまうことから、あまりにも曖昧であると大きく批判されてきた。したがって、この定義は、個人の健康を正確に表現するというよりも、社会の広範な目標と理解されるべきであろう。

健康（特に病気）が純粋な自然現象なのか、それとも社会的に構築された概念なのかについては、研究者の間で長年にわたり議論がなされてきた。哲学者や医学者に広く支持されている「自然主義」

の見解は、病気を「正常」な状態からの測定可能な逸脱とみなし、通常、何らかの形で生物の機能に影響を及ぼすものとする考え方である。しかし、実際には、何が「正常」なのかを定義することは単純明快ではなく、特に人間の場合、「機能」については主観的判断も含まれる。このため、社会科学者や歴史学者は「構築主義」を支持する傾向にある。構築主義とは、病気は自然界に基盤を持つが、特定の病気の分類は社会的に構築されたものであるとする主張である。一般的な社会的構築の概念については、物理学の例をみればわかりやすい。私たちが「目にしている」色は、光の波長の違いにもとづいている。これは自然現象であるが、「青」という色がどこで終わり、「紫」という色がどこから始まるかは、原則的に無作為で、文化によって異なる。つまり、色の分類は社会的に構築されたものといえる。同様に、病気の分類も文化や歴史によって異なる様相をみせる。

「肩こり」の例をみてみよう。肩がこったというと、日本では「よく働いているね」だとか、「ストレスが溜まっているんだろうね」といわれることが多い。つまり、「肩こり」は仕事や社会的なストレスからくる、ちょっとした体調不良として認識されている。一方、ヨーロッパでは、肩のこりや痛みを感じることはあっても、病気の一種としては認識されていない。

病気の社会的構築主義的な例のなかでもより決定的なものがある。一九五〇年代にアメリカ精神医学会の「精神障害の診断と統計マニュアル（ＤＳＭ）」の初版が出版された際、ホモセクシュアリティは正式に精神疾患とされていたのである。

## 2　健康観

「健康（ヘルス）」という言葉は、現在では世界中に普及しているが、必ずしも普遍的に理解されている概念ではない。例えば、日本語の「健康」という言葉は、一九世紀に日本人学者が英語のhealthを翻訳するために作った造語である。「健康」はその後、中国語や韓国語でも使われるようになった。もちろん、それ以前にも東アジアの人々は「健康」について考えたり、語ったりはしていたが、異なる概念や文化的基盤にもとづいた異なる語彙を用いていた。このように、文化や歴史によって異なる「健康」についての語彙や見解を考えると、「健康」の普遍的な定義を見出すことは容易なことではないだろう。むしろ、「健康はどう語られるか?」という問いを追求する方が、より有意義かもしれない。「健康」という言葉を整然と普遍的に定義するのではなく、異なる文化や時代における健康観の把握をすべきであろう。

健康観に関する体系的な研究は数としては少ないが、イギリスの社会学者ミルドレッド・ブラクスターの、三〇年以上前の研究は、今日もなお意義をなすものである（Blaxter 1990）。ブラクスターは、イギリスにおける九〇〇〇人を対象とした詳細な聞き取り調査をもとに、一般人が健康をどのように理解しているかを四種類に分類した。最も単純な分類は、健康を病気が存在しない状態とみなすものである。二つ目は、機能に着目するもので、日常的な活動を遂行する能力としての健康である。三つ目は、より肯定的な捉え方をしたもので、健康とは体の調子の良さやウェルビーイングとみなすものであった。最後は、健康は「蓄え」であり、増やしたり減らしたり、使い果たしうるものとする見方である。ここでは、「良い健康」とは病気を克服する力であり、「悪い健康」とはリスクに晒されている状態を指す。この研究は、抽象的な概念としての健康が、必ずしも互いに排反することなく、複数の理解が共存しうることを示したのである。

健康観を理解するには、健康や病気の原因に関するさまざまな説明（病因論）と、それらが社会や自然環境といったより広い枠組みのなかにどのように組み込まれているかを検討するのもひとつの方法である。前近代文化の多くでは、人体は自然や精神世界との関係において解釈されており、病気は特定の病理学的な疾患というよりも、むしろアンバランス（不均衡）な状態として捉えられていた。

前近代のヨーロッパでは、古代ギリシャの思想に由来する「体液」や「瘴気」の理論が、現在の感染症にあたるものを説明する上で肝要であった。疫病（流行病）はしばしば、特定の集団の不品行に対する天罰と解釈されたのである。徳川時代の日本では、儒教思想にもとづき個人の健康は社会的、自然・精神世界的な関係のなかに深く位置付けられていた。このことは、一七一二年に貝原益軒が出版した健康法の指南書『養生訓』の冒頭で、明確に示されている。

「身体髪膚、之を父母に受く。敢て毀傷せざるは、孝の始めなり」

（人間の身体は父母をもとにし、天地をはじまりとしたものである。天地・父母の恵みを受けて生まれ、また養われた身体であるから、自分だけの所有物ではない）ている。

ここでは、健康は個人の問題ではなく、社会的な意味を持つものであることが明示的に表現されている。

第1章では、一九世紀後半に病気を引き起こす病原体の存在が発見されたことで、生物医学的な健康観が誕生したことを鳥瞰したが、この社会的な健康観は、それとは強く対照をなしている。病原体が発見されたことで、病気はもはや患者の身体の状態ではなく、人体に害をなす独立した存在とみなされるようになった。あらゆる病気は科学的に特定可能な存在によって引き起こされ、それぞれの病気には普遍的な特徴があるという意味で、病気は一般的なものであるとされたのである。医者は、社会に組み込まれた全人的な存在としての患者を対象とするのではなく、個別の疾患を専門とするようになっていった。やがて時が流れるにつれ、人々の生活やウェルビーイングのより多くの側面が「医学的対象」とみなされるようになり、専門の医師による治療が必要とされるようになった。例えば、出産は家庭や地域社会から病院に移され、医学訓練を受けた人材が担当するようになった。また、国家が公衆衛生の分野へ介入するようになったことから、健康は次第に、国家による管理の対象となり、定期的な健康診断の義務化を通じて監視されるようになった。このような流れは、社会の医療化と呼ばれることがある。

ここで述べた生物医学的健康観は、かなり固定概念的であり、実際にはここまで純粋な形で語られることはほとんどないだろう。さらに、二〇世紀に入り、健康の社会的、環境的側面についての理解が進むにつれ、生物医学モデルは徐々に制限され、順応的に変化していった。

## 3　社会的健康観

疫学者は、健康と病気のパターンを集団レベルで理解しようとする。そして、なぜ特定の人々が他の人々よりも特定の健康問題を抱えやすいのかについて追及する。異なる集団を比較することで、「危険因子」を特定していくが、なかには個人の行動や「ライフスタイル」に起因するものもある。例えば、喫煙者は肺がんを発症しやすく、赤身肉の大量摂取と運動不足は心血管系疾患につながることがわかっている。また、個人レベルではコントロールの難しい、生まれ、育ち、暮らし、仕事、年齢などの条件に関係するものもある。私たちの健康状態に影響を与えうるこうした非医学的要因は、健康の社会的決定要因と呼ばれ、社会経済的地位、教育、近隣環境や物理的環境、雇用、社会的支援ネットワーク、さらに医療へのアクセスが含まれる（そしてこれらは、同様に経済政策・システム、開発課題、社会規範、社会政策および政治システムによって影響を受ける）。その一例が、いわゆるフードデザート（食の砂漠）である。移動手段に欠ける低所得者の住む地域や農村地域には、手頃な価格で栄養価の高い食品を購入できる供給源が不足している。現在、およその地域では、主にスーパーマーケットで新鮮で身体に良い食品を入手できるが、このような地域は収益性が低いため、スーパーマーケットが出店を拒むのである。そのため、フードデザートと呼ばれる地域の住民たちには、新鮮な食品へのアクセスが限られており、加工度の高い、糖分や脂肪分の多い食品に偏った食生活を余儀なくされている。このようなパターンは、個人の選択の結果ではなく、構造的障害に起因している。よりマクロレベルにおいては、第1章で、人類が狩猟採集社会から農村社会、そして産業社会へと移行する過程で、社会階層が人々の健康パターンの変化において鍵を握ることに触れた。つまり、より広範な健康パターンを理解するにあたっては、個人の不健康の直接的原因という檻に捕らわれることなく、健康が社会にどのように組み込まれているかについて注視しなくてはならない。

## 4 生態的健康観

個人の健康が社会に組み込まれているように、社会もまた自然生態系に組み込まれている。このことは、人間の健康がより広い生態系に影響を受けることを意味するだけでなく、工業化や都市開発が進むにつれ、人間が生態系に介入することで自然環境にも変化を引き起こし、人間の健康状態に跳ね返ってくることも示唆するのである。第3章で解説した新興感染症の例からも明らかであるが、生態系の変化はさまざまな方法で人々の健康に影響を与えるようになっている。

環境に関連した健康問題が顕著になるにつれ、人々の健康に対する考え方もまた変化し始めた。

健康は、当初は環境とのバランスという概念であったが、二〇世紀を通じて、現代の生物医学モデルへと変遷の一途を辿り、そして最近ではより生態学的な健康概念へと「回帰」する動きが見て取れる。このことは、一八世紀後半から現在までのカリフォルニア州セントラルバレーを対象とした事例研究に示されている。歴史学者のリンダ・ナッシュは、健康と環境に関するアメリカ人の理解の変遷を探求した（Nash 2007）。ナッシュは、人の身体がより広い外の世界と調和しているという「生態学的」な身体の概念と、健康は個人の身体の特徴であるとする「近代的」な身体の概念とを区別している。二〇世紀初頭までにアメリカ西部へとやってきたヨーロッパからの入植者たちは、伝染病については理解していたものの、健康や病気には常にその土地の環境が非常に重要であると考えていた。細菌説が台頭すると、「健康な身体とは、もはや環境と均衡状態にある身体、つまり『バランスのとれた身体』としてではなく、細菌や寄生虫のない純粋な身体である」と考えられるようになった。第二次世界大戦後、環境から切り離された身体という近代的な概念は、新種の病気、特に農業の盛んなカリフォルニア州セントラルバレーにおいて、農薬中毒という難題に見舞われることとなった。セントラルバレーは、世界で有数の生産力の高い農業地域であり、アメリカ産の果物、野菜、ナッツ類の半分以上がここで生産されている。農地の大部分は貯水池や運河で灌漑され、害虫から樹木や作物を守るために大量の農薬が散布されている。農場で働く人々に農薬に曝された結果と疑われる健康被害が発現するようになると、研究も並行して進み、具体的な中毒のメカニズムがきわめて複雑であることも明らかとなった。このような農薬の作用は、その化学的性質だけでなく、日光への露出、化学物質の組み合わせ、曝露時間・期間など、多くの環境要因に左右されるのである。このように、毒性は「化学物質とそれを使用する環境との複雑な関係」であった。

第二次世界大戦後、製造業や農業の工業化や都市化の進展、そして人間が生態系に干渉することで、農薬や放射能による曝露、大気汚染、水質汚染などが頻発し、人間の健康が損なわれるという関係性が次第に明らかになっていった。戦時中、マラリアなどの媒介性疾患の撲滅に一役買ったDDTは、今度は農作物に使用されるようになった。それに対し一九六二年、レイチェル・カーソンの『沈黙の春』が出版され、DDTをはじめとする化学合成農薬が自然生態系（例えば、鳥の卵の殻が薄くなり、鳥類の個体数が減少する）や人間の健康に有害であることが指摘された。同書は、アメリカにおいて環境保護運動を生み出す契機となった。環境保護運動は、公害問題へ人々の目を向けさせ、一九七〇年代の環境関連法規の制定や関連政府機関の設立へとつながった。

一方、日本でも、化学肥料などを製造していたチッソ株式会社が熊本県水俣湾周辺にて引き起こしたメチル水銀汚染による水俣病事件がきっかけとなり、同様の動きが広まっていった。水俣病が人々の健康を翻弄する存在であることは、石牟礼道子（小説家）やユージン・スミス（アメリカ人写真家）の作品によって知られるようになった。水俣病の被害者たちは、被害者認定と正義を求めて長い間にわたって闘い続けた。こうした努力が実を結び、一九七一年に環境庁（現在の環境省）が発足した。さらに時は流れたものの、二〇一三年には、水銀の使用を禁止する「水銀に関する水俣条約」が一四〇ヶ国以上の政府によって採択された。

こうした化学汚染に起因する健康被害をめぐる議論と闘いにおいて、重要な役割を果したのは、科学的研究の進歩であった。その一方で、化学汚染が引き起こす疾病の因果関係は非常に複雑であることも判明した。科学的に説明しきれないことが残っているがために、公害の加害者となる産業は研究結果を否定し、偽りの「代替説明」で押し切り、意図的に説明を曖昧にすることがしばしばあった。このような問題が生じたがために、人間が生活する環境で遭遇する毒物に対する曝露と反応の関係を定量化する環境保健分野の発展に拍車をかけることになった。また、環境保健の狭い枠組みに留まることなく、生態系と健康とのより広範な関係性を検討しようとする研究者も現れ始めた。

## 5　生態系の健康

カーソンは『沈黙の春』のなかで、農薬が自然生態系に与える影響について考察している。鳥の姿は消え、そのさえずりのない「沈黙の」春が訪れるのである。しかし、それと同時に農薬が人間の健康にもたらす影響についても示唆している。

この類似し、相互につながりあった影響や被害は、時代とともに生態系を考える上で重要なテーマと化していった。実際、「健康」という言葉が生態系の状態にも適用され始めた頃から、その境目は曖昧になり、単一の包括的な健康課題へと様相を変えていった。二〇世紀前半、アメリカの環境保護主義者アルド・レオポルドは「土地の健康」について著している。続く研究者らは、「土の健康」の概念に立脚し、生態系の相関性と複雑性という課題に取り組み、生態系の継続性とレジリエンス（回復力）、言い換えれば生態系の「健康」維持に生物多様性が重要な役割を果たすことを発見した。彼らは次のように定義している。

「生態系が健全であるのは、（中略）それが安定し持続可能である場合、つまり、長期間にわたり、活動的であり、その構造と自律性を維持し、ストレスに対して回復力がある場合である」（Haskell et al. 1992）。

生態系の劣化に関心を持つ研究者は、生物多様性という概念が目新しく、まだ広く理解されていなかった時代に、「生態系の健康（健全性）」という比喩が直感的に理解できるものであり、政策立案者や一般市民に問題を説明するのに有用であることに気が付いた。この比喩は、個体である動物や種を越え、システム全体の「健康」へのつながりとその重要性に着目することで、環境劣化を包括的な形で捉えるのに有用だったのである。

「健康」という比喩が確立されると、人間の健康に関連するあらゆる用語も生態系に比喩的に適用され、補完的役割を担うようになった。「ストレス」は「診断」され、劣化は「予防」され、影響を受けた生態系は「リハビリ」されるのである。そして、その後は、「生態系の健康（エコシステム・ヘルス）」に立脚したアプローチが創出されていった。

## 6　エコヘルス

二〇〇三年五月、モントリオールに研究者、実務者、政策立案者が一堂に会し、「人間の健康に対するエコシステム・アプローチに関する国際フォーラム（International Forum on Ecosystem Approaches to Human Health）」が開催された。参加者の多くは生態系と人間の健康に関連する問題に取り組んでいたものの、これまでは異なる視点に立脚し、ほぼ個別に切り離された形で活動していた。それに対し、このフォーラムは、複数のさまざまな意見を集め、共通言語となるものを見出す旅路の第一歩であった（De Plaen & Kilelu 2004）。翌年、学術誌「エコヘルス（EcoHealth）」が刊行され、二〇〇六年にはエコヘルス学会（International Association for Ecology and Health: IAEH）が発足した。

ＩＡＥＨの会則では、学会のミッションを「発見、理解、超学際性を促進し、人々、野生生物、生態系の持続可能な健康のために」希求することと記載されている。二〇〇四年に創刊されたエコヘルス誌の第一号の序文で、編集者はこの雑誌を「生態学と健康科学の接点で生まれる視点、理論、方法論を探求する人々のための『集いの場』」（Wilcox et al. 2004a）として紹介している。つまり、エコヘルスは、研究と実践に対する単一のアプローチを厳密に定義することを目指すのではなく、さまざまな学派が共通の基盤を見出し、共通の課題に取り組み、推進するための空間を創り出す包括的概念とされた。

当初、エコヘルス誌は三つの「支流」が融合する形で設立された（Wilcox et al. 2004b）。ひとつ目の支流は前述の「生態系の健康（エコシステム・ヘルス）」で、二つ目は、人々の健康がグローバリゼーションと地球環境の変化、特に気候変動にどのように影響を受けているかに関する研究である。三つ目は、人間、野生動物、家畜、環境の間の病原体の動態を調べる保全医学であり、第3章で述べたワンヘルスのアプローチと密接な関係がある。これら三つの創始的な学問の流れは、エコヘルス誌毎号の表紙に掲載されている「保全医学、人間の健康、生態系の持続可能性（Conservation Medicine, Human Health, Ecosystem Sustainability）」というキーワードからも見て取れる。

エコヘルスは、多岐にわたるアプローチが緩やかに協働することから始まったため、それが実際に何を意味するのかについては、不明瞭なところがあるかもしれない。これは、「エコヘルス」という言葉が、(一)(人、生態系、または両者の）健康（健全性）の概念や状態、(二) 健康増進のあり方、(三) 研究アプローチについて言及することが多いという事実に起因している。大まかにいえば、エコヘルスは、健康の環境的・社会的決定要因の考えと、エコシステム・ヘルス研究の特徴であるシステム思考を組み合わせている。さらに、エコヘルスは通常、問題解決に向けた実践的志向を有し、ステークホルダーの研究参加を重視する。政策立案者、地方自治体、企業、コミュニティといったアクターと協働すること、言い換えれば、実践的かつ経験的な知見を研究プロセスに組み込むという要素は、前述のＩＡＥＨの会則でいうところの「超学際性」である。エコヘルス研究の三つの重要な要素、すなわち問題の根本的要因を考察し生態系全体を見渡す視点、複数の学問分野の包含、社会のステークホルダーとの関わりについて、特に影響力の大きなエコヘルス・プロジェクトの事例をもとにＢＯＸに示す。

BOX　事例：アマゾンの水銀中毒[※1]

カルーソ・プロジェクトは、長年にわたるカナダとブラジルの研究者による共同研究で、エコヘルス研究分野の形成に広範な影響を与えた。同プロジェクトは、ブラジルのアマゾンのタパジョス川下流域の漁業・農業コミュニティの水銀中毒問題に取り組むものである。プロジェクトが始まった一九九四年当時、すでに多くの研究調査が進められており、住民の体内、魚、流域の土壌や堆積物から高レベルの水銀が検出されていた。当時、アマゾンはゴールドラッシュの真っ只なかにあり、流域の上流部では多くの零細小規模金採掘（ＡＳＧＭ）が行われていた。世界各地の零細小規模金採掘では、金を含む土壌に水銀を加えて加熱し、水銀と金を結合させてアマルガムを形成し、金を抽出する方法が一般的であった。水銀の蒸気への曝露は、甚大な健康被害をもたらす。プロジェクト開始当初は、魚や人間から検出される水銀の発生源は、こうした金鉱であるとする見方が強かった。そのため、土壌や河川堆積物中の水銀濃度は、採掘現場に近いほど高く、下流に行くほど低くなる、というのが研究の初期仮説であった。しかし、プロジェクトの研究調査から、事実は仮説とは異なることが判明した。

それどころか、鉱山から遠く離れた上流の支流でも、高濃度の水銀が検出されたのだ。また、この流域の土壌には、もともと水銀が含まれていることも明らかになった。さまざまな証拠から総合的に判断すると、急斜面での森林伐採と、土壌に元から含まれる水銀の河川への流出の関連性が、水銀の発生源として浮かび上がってきたのである。

一九五〇年代以降、同地域への入植者たちは、農地開墾のため森林を伐採し、火を放ち植物を燃やしていった。そのため、土壌中の水銀が放出され、それが大雨によって斜面をつたって河川に流れ込んだのである。つまり、水銀中毒の原因は、現在進行中の金採掘ではなく、過去に森林を伐採し燃やしていたことにあったのだ。

しかし、川沿いの集落の住民にとっては、この発見があったからといって水銀への曝露が減るわけではない。毒物学的・医学的調査の結果、多くの村人の毛髪から高濃度の水銀が検出され、しばしば運動機能や視覚機能に障害が出ていることも判明した。そこで研究者たちは、村人たちとともに曝露のパターンを調べ、水銀濃度や障害には年間を通じて変化があることを突き止めた。そこから、季節によって消費する魚の種類と量に違いがあり、それが水銀への曝露レベルに関与していることが明らかとなった。生物濃縮により食物連鎖の地位の高い生物に水銀が濃縮されるため、「他の魚を食べる魚」を食べないよう啓発するキャンペーンも実施された。キャンペーンから五年後の検査では、すべての神経症状が消えたわけではないが、水銀への曝露レベルが減少していることが確認された。この過程で、同地域の女性たちは、魚以外の食事パターンが水銀中毒を避けるのに役立つのではないかと研究者に質問した。これがきっかけとなって、新たな調査へとつながった。二六人の女性が一年間にわたって食事日記をつけ、何を食べたか、季節によってどう変化したかが詳しく調べられた。一年後に毛髪の水銀含有量を再度分析したところ、果物を多く食べている人の水銀量は少ない傾向にあることが明らかになった。これは、果物の摂取が人体の水銀の吸収に関係している可能性を示唆するものであった。

同プロジェクトは、エコヘルス・アプローチの三つの重要な特徴を具現化したプロジェクトである。まず、直接的な問題（水銀を含有する魚の摂取）だけでなく、水銀中毒の根本的な原因（土地の開墾や破壊的な焼畑）を検証し、生態系全体を視野に入れた。第二に、地質学、毒物学、医学、社会科学など、多岐にわたる分野の研究者を結集した。このような学際的研究チームを形成することで、同プロジェクトでは問題のあらゆる側面を検討し、理解することが可能となった。最後に、研究者は地元のステークホルダー、特に水銀中毒の被害を直接受ける住民と密接に協働してプロジェクトを進めた。このような参加型の研究のあり方（超学際とも呼ばれる）は、科学的知識と地元の経験的知識を融合させ、研究者単独ではなしえなかった洞察につながったのである。

日本では、エコヘルス研究に関連する研究は、主にヒューマン・エコロジー（人間生態学）の分野にてみられる。実際、「エコヘルス」という言葉を世界で最初に使ったのは、東京大学の人類生態学者である鈴木庄亮だったであろう。世界が直面している環境危機への懸念が高まるなか、鈴木はこう述べている。

「医学は個別的な福祉の推進にとどまらず、集団とその環境とが永続的に調和した状態をつくることに力を貸さねばならない。これを著者は『エコヘルス』と名付けたい。エコヘルスの推進が必要である」（鈴木 一九七九）。

こうした基盤に立脚し、大規模な研究プロジェクトを立ち上げたのは、総合地球環境学研究所の門司和彦であった。[※2] 門司が率いた「熱帯アジアの環境変化と感染症」プロジェクトでは、アジアの熱帯感染症に関する研究が行われ、バングラデシュのコレラ、ベトナムやラオスのマラリアなどに焦点を当てていた。そのうちのひとつであるラオスのタイ肝吸虫に関する研究については第5章で紹介する。灌漑システムの建設という農業インフラの整備によって、寄生虫を媒介する巻貝の生息域が拡大されたことを立証し、寄生虫感染の高いリスクを伴う地域住民の食事パターンを裏付ける文化の役割について洞察したものである。

また、アジアで顧みられない病気に取り組むエコヘルス研究は、水俣病や福島原発事故後の放射能など、生態系に関連する健康問題に取り組む日本の過去を振り返る機会にもなった。さらに広くみれば、エコヘルスの考え方は、単一の病気や技術的な治療法に焦点を当てた生物医学的な健康モデルへの応答といった点では、現代医学によって導かれた成果のひとつである長寿についても再考を促すものであった。長寿の傾向はポジティブに捉えられているが、人生の最終段階における病気や障害の負担が伴い、医療費の高騰にもつながっている。これらは、日本のようなポスト工業化社会が直面する大きな課題である。筆者らは数年前に、このような厄介な問題を生態系という文脈において捉え、次の提言を行った。

「より広域なエコシステムの制約を考慮する健康の概念においては、その目標は、持続可能で、人々がそこそこの暮らしを実現し、人生の目的を追求することを可能にする許容水準での健康を達成することにある。この見解では、エコシステムの制約のなかで健康に生きるということは、上記の適応と自己管理の能力としての健康の定義と、ある程度共鳴するような適応と自己抑制の度合いを意味する」(Asakura et al. 2015)。

このように、エコヘルスは、人々や生態系の健康状態として、また目指すべき目標として理解されるものであるが、社会的・環境的限界内に留まる複数の文脈ごとの健康の顕現から成り立つ。それは、環境の持続可能性の議論で浮上した「充足性(sufficiency)」の概念とやや類似するところがある。この概念については、本書の最終章にて再度、とりあげよう。

注

※1　Guimarães & Mergler(2012)にもとづく。

※2　「熱帯アジアの環境変化と感染症」プロジェクト(二〇〇八～二〇一二年)。詳細については、以下のサ

イトを参照いただきたい。https://www.chikyu.ac.jp/rihn/project/R-04.html.



## 参考文献


鈴木庄亮　一九七九「ヒューマン・エコロジーの視点」小林登・小泉明・桜井靖久・高久史麿編『講座　現代の医学五　生存と環境』日本評論社、三五一五六頁。

Asakura, T., Mallee, H., Tomokawa, S., Moji, K. and Kobayashi, J. 2015. The Ecosystem Approach to Health is a Promising Strategy in International Development: Lessons from Japan and Laos. *Globalization and Health* 11(3), 1-8.

Blaxter, M. 1990. *Health and Lifestyles*. London: Routledge.

De Plaen, R. and Kilelu, C. 2004. From Multiple Voices to a Common Language: Ecosystem Approaches to Human Health as an Emerging Paradigm. *EcoHealth* 1: 8-15.

Guimarães, J. R. D. and Mergler, D. 2012. A Virtuous Cycle in the Amazon: Reducing Mercury Exposure from Fish Consumption Requires Sustainable Agriculture. In D. F. Charron (ed.), *Ecohealth Research in Practice: Innovative Applications of an Ecosystem Approach to Health*. Ottawa: International Development Research Centre, pp. 109-118.

Haskell, B. D., Norton, B. G., and Constanza, R. 1992. What is Ecosystem Health and Why Should We Worry about It? In R. Costanza, B. G. Norton and B. D. Haskell (eds.), *Ecosystem Health: New Goals for Ecosystem Management*. Washington DC: Island Press, pp. 3-20.

Nash, L. 2007. *Inescapable Ecologies: A History of Environment, Disease and Knowledge*. Berkeley: University of California Press.

Wilcox, B. A., Aguirre, A. A., Daszak, P., Horwitz, P., Howard, J., Lannigan, R., Martens, P., Parkes, M., Patz, J. A., Rapport, D. and Waltner-Toews, D. 2004a. Introduction. *EcoHealth* 1(1): 1-2.

Wilcox, B. A., Aguirre, A. A., Daszak, P., Horwitz, P., Martens, P., Parkes, M., Patz, J. A. and Waltner-Toews, D. 2004b. EcoHealth: A Transdisciplinary Imperative for a Sustainable Future（Editorial Overview）. *EcoHealth* 1: 3-5.

第5章

# 食と寄生虫の切っても切れない関係

蒋　宏偉

食べものは私たち人類の生存を維持するために不可欠なものである。ただ、適切に食べなければ、食べものが私たちの健康に不利益をもたらすことがある。例えば、近年各種メディアで頻繁に議論されている生活習慣病は、「必要以上」な食事摂取に密接するさまざまな病気の総称である。本章で述べる「タイ肝吸虫症」は一種の寄生虫病でありながら、不適切に加工された食品を食べることによって感染する病気でもある。

## 1　タイ肝吸虫症——新興ではない感染症

タイ肝吸虫症は、かつて世界保健機関（WHO）の「顧みられない熱帯感染症」のリストに載せられることのなかった熱帯の寄生虫病であった。近年各国の専門家の努力によって、やっとWHOのリストに登録されるようになったこの病気は、主に東北タイ、ラオス、カンボジア、ベトナム南部に分布し、これらの流行地域において、少なくとも一〇〇〇万人の感染者がいるといわれている（Sripa & Echaubard 2017）。タイ肝吸虫症の感染は、胆管がんを含むさまざまな胆肝道疾患の罹患に寄与しているといわれているが、胆管がんは、致死率の高いがんであり、ひとたび診断されると、ほとんどの患者の余命は半年にも満たない。

二〇〇〇年代半ば頃に、スイスの熱帯公衆衛生研究者らは、「新興の食に由来する吸虫症」と題として、中華肝吸虫症、肺吸虫症とタイ肝吸虫症を取り上げた（Keiser & Utzinger 2005）。しかし実際のところ、これらの肝吸虫症は決して新興ではなかった。一九世紀後半には、科学者はすでに患者の胆管から肝吸虫を確認していたのである。驚くべきことに、中華肝吸虫の虫卵は一九七五年に中国の湖北省で発掘された前漢（紀元前一六七年頃）の人糞から発見されたことがある（武一九八二）。言い換えれば、肝吸虫と私たち人間との付き合いは決して短いものではない。では、タイ肝吸虫症は、なぜ「新興」になったのだろうか。どうして「顧みられない」のだろうか。そして、なぜ当初はＷＨＯの「顧みられない熱帯感染症のリスト」にすら載せられなかったのだろうか。それは、タイ肝吸虫症の特徴、感染のプロセス、流行地域の食文化および淡水魚の生産と密接に関係している。以下にそのそれぞれを説明しよう。

タイ肝吸虫症の特徴を理解するためには、まずタイ肝吸虫のライフサイクルを理解する必要がある。タイ肝吸虫（*O. viverrini*）のライフサイクルのなかには三つの宿主が存在する（図５-１）。第一中間宿主は巻貝であるマメタニシ（*Bithynia spp.*）である。第二中間宿主は、流行地域でよく食用されているコイ科の魚である。第三宿主は、私たち人間である。人間は、肝吸虫の幼生メタセルカリアに感染された魚を十分加熱されていない（あるいは生）の状態で食べることで、タイ肝吸虫に感染する。食べものを通じて取り込まれたタイ肝吸虫の幼生は、人間の胆管に入り、そこで成虫となり、有性生殖を行い、排卵する。虫卵は、人間の糞便とともに、自然界に戻る。運が良ければ、虫卵は淡水域に排出されて、そこで孵化する。その後、順調に第一中間宿主であるマメタニシおよび第二中間宿主のコイ科魚類と出会えれば、再び人間の身体に入り、再生産を行うことができる。これを繰り返すことで、タイ肝吸虫は人間の身体と自然界の間を往来し、人間も繰り返しタイ肝吸虫に感染する。

そのライフサイクルから考えれば、タイ肝吸虫症のコントロールは実に簡単に思えるだろう。流行地域の環境に暮らす人間は、食物摂取行動と排便行動のいずれかを変容させれば、大きな成果を得られるはずである。ここでいう食物摂取行動とはコイ科魚類の生食であり、排便行動とは野外排便のことである。しかしながら、こうした行動の変容は、なかなか達成されなかった。なぜならば、これらの行動の背後には、地域の人々の食文化と長年にわたって形成されてきた生業のシステムが存在するためである。流行地域の人々に、魚の生食をやめさせるのは、日本人に刺身を食べることをやめさせるのと同様の重みを持つ。ある意味で、地域の人々は、このような状況を理解しつつも、魚の美食と生活の便利さを優先していたために、タイ肝吸虫症を回避するための行動変容につながらなかったのである。

同時に、こうした状況は、地域住民だけの問題でもなかった。二〇一〇年代まで、タイ肝吸虫症の問題は地域においてもグローバルレベルにおいても、取り上げられることがなかったのである。この時期の地域政府およびＷＨＯにおける疾病対策は、主に生活習慣病、新興感染症（例えば、鳥インフルエンザ）、罹患率・死亡率の高い感染症（マラリア、デング熱、結核など）に重点をおいていた。

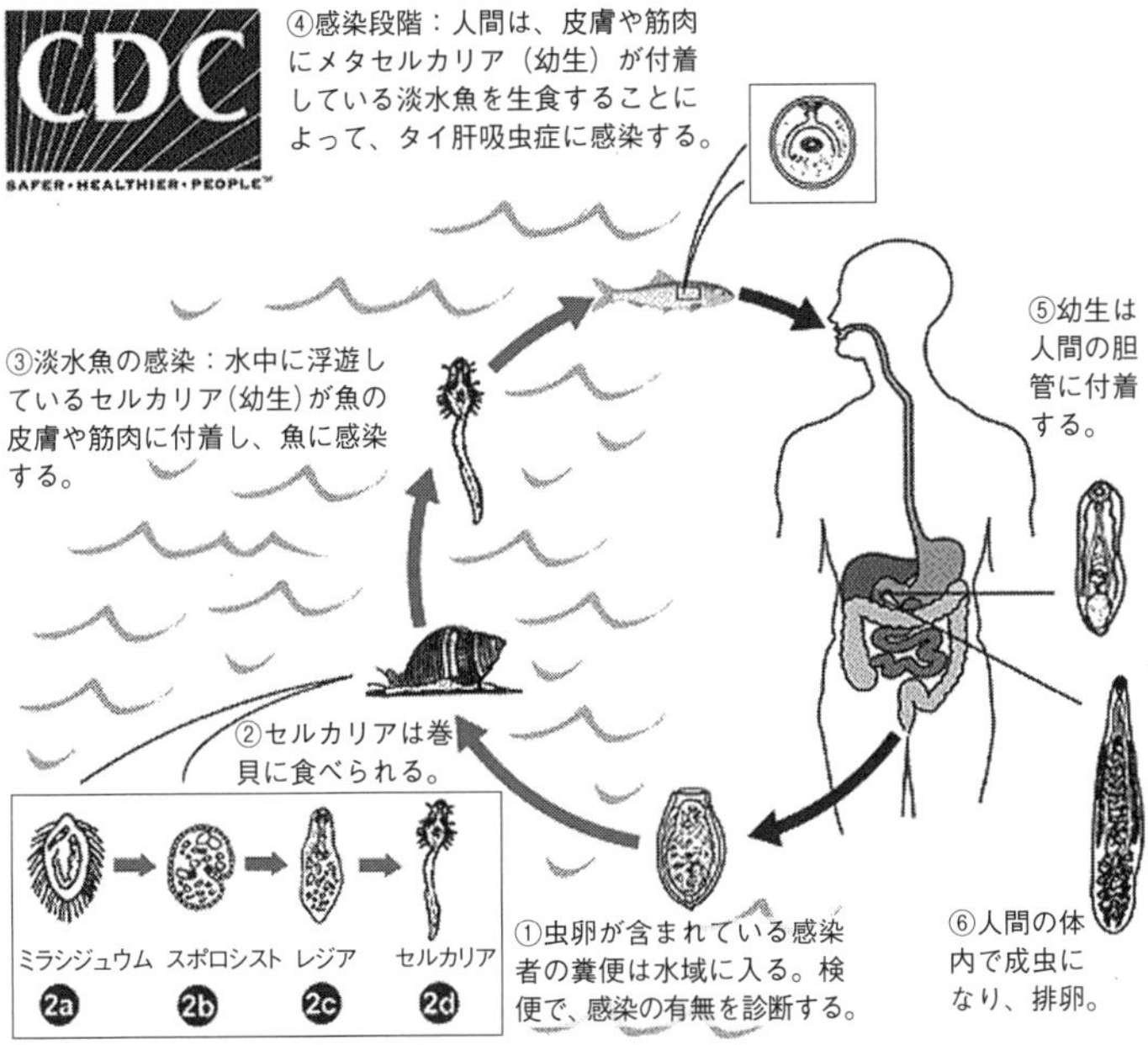
CDC
SAFER・HEALTHIER・PEOPLE™
④感染段階：人間は、皮膚や筋肉にメタセルカリア（幼生）が付着している淡水魚を生食することによって、タイ肝吸虫症に感染する。
③淡水魚の感染：水中に浮遊しているセルカリア(幼生)が魚の皮膚や筋肉に付着し、魚に感染する。
⑤幼生は人間の胆管に付着する。
②セルカリアは巻貝に食べられる。
ミラシジュウム
スポロシスト
レジア
セルカリア
2a
2b
2c
2d
①虫卵が含まれている感染者の糞便は水域に入る。検便で、感染の有無を診断する。
⑥人間の体内で成虫になり、排卵。

図5-1　タイ肝吸虫のライフサイクル

注）アメリカ疾病予防管理センター（CDC）によって作成された図を筆者翻訳。

出所）https://www.cdc.gov/parasites/opisthorchis/biology.html（最終閲覧2022年3月30日）

なぜこのような流れになったのかについては、二つの要因が考えられる。第一に、タイ肝吸虫症は感染しても、ほとんどの場合において無症状である。第二に、タイ肝吸虫症には治療薬であるプラジカンテルが存在する。しかしその一方で、一九九四年の時点で、タイ肝吸虫の発がん性はすでに確認されていた。タイ肝吸虫症は感染してもすぐに命を落とす危険はないとはいえ、人間の体内に三〇～四〇年間も生存し、胆管にダメージを与え続け、挙句の果てには、胆管がんにまで発展させてしまう。同様に、プラジカンテルは、タイ肝吸虫の駆除には強い効果を持っているものの、再感染を防ぐことはできないし、感染が引き起こした炎症や胆管に与えたダメージの治療には役に立たない。

では、これほど科学的にその仕組みが理解されているタイ肝吸虫症は、「新興」感染症といえるだろうか。意外にもその答えは「はい」である。「新興」感染症としてのタイ肝吸虫症は二つの意味を持っている。第一に、肝吸虫症の流行地域において淡水魚の養殖生産と流通が拡大したことによる感染人口の増加である。一九五〇年代以降、養殖された淡水魚は貧しい住民にも入手可能な動物性タンパク質として急激に普及した。養殖された淡水魚は、淡水域から離れた地域に住む人々にもタンパク質として供給されるようになり、非流行地域に肝吸虫症を伝播させた可能性がある。第二に、人口移動による感染地域の拡大である。タイ肝吸虫症の流行地域である東北タイやラオスは、アジアにおける観光のホットスポットである。毎年数多くのツーリストがこれらの地域を訪れ、タイ肝吸虫症に感染し、無症状のままに、自国に持ち帰っている可能性がある。そして、これらの流行地域から数多くの出稼ぎ労働者も出ている。こうした人間の動きが、タイ肝吸虫の空間分布に変化をもたらす可能性はきわめて高い（Andrews et al. 2008）。かいつまんでいえば、こうした近代化に伴う食料生産および人口移動のパターンの変化が、肝吸虫症を「新興」感染症に変えつつあるのである。

## 2　開発の「副作用」

### 農業生産の集約化とタイ肝吸虫の伝播

近年、東南アジアのタイ肝吸虫症流行地域において、灌漑システムが急ピッチで整備されてきた。ラオス（八二％）、ベトナム（八六％）、タイ（九一％）、カンボジア（九四％）と、各国の水分配の多くは灌漑システムによるものであるといわれている。それに加えて、メコン川の本流と支流には、建設済または建設予定のダムが八五以上存在する。これらの開発は、農業生産の安定化、エネルギーおよび飲み水の供給に貢献した。しかし、こうした開発に伴う表層水の動きや農業生産の集約化に付随する栄養素の濃縮は、タイ肝吸虫の伝播動態にも影響を与えた。

農業生産の集約化は、タイ肝吸虫の伝播にどう影響したのだろうか。まずは、タイ肝吸虫の中間宿主であるマメタニシの生態的特徴から説明する必要がある。実は、マメタニシは、他の種類のタニシと比較すると、栄養塩の濃度に対して、生理的な抵抗性を持っている。農業生産による排水が水域に余分な栄養塩をもたらした結果、より栄養塩の汚染に強いマメタニシは、水域中の優占種になってしまった。近年の東北タイにおける調査によると、水域中のマメタニシとコイ科魚類の分布密度は、水域中の栄養塩濃度と有意に正の相関関係を有している。こうした農業生産に由来する水域の汚染は、中間宿主の生態に影響を与え、タイ肝吸虫の伝播の拡大につながった。

## ダム・道路建設に関連する淡水魚養殖の拡大とタイ肝吸虫の伝播

メコン川流域に建設中、あるいは計画中のダムは、流域の水文状況およびそれに関連する魚の生息地と栄養塩の運搬に、根本的な影響を与える恐れがある。水流の季節変動や、洪水の氾濫する頻度と時間の長さは、いずれもダムによって減少し、水域環境に大きな変化をもたらしてしまった。季節的な氾濫原に隣接する川は、メコン川流域の魚類の重要な産卵と繁殖の場所である。そして、洪水により流された堆積物はメコン川流域に生息する水生生物の重要な栄養源となる。ダムによって洪水や氾濫が減少することは、水生生物の生息地の破壊につながり、魚類の多様性と量の減少につながりかねない。

こうしたダム建設と魚類生態、および食料資源の関係性については注目されていたものの、ダムの建設によりもたらされた食品安全および疾病生態など公衆衛生上の問題への関心は非常に限定的なものであった。ここでいう公衆衛生上の問題とは、やはりメコン川流域に存在している顧みられない熱帯感染症の問題を指す。なぜなら、これらの熱帯感染症は、いずれもダム建設に影響されやすい湿地生態と水管理に関連しているからである。タイ肝吸虫症は、まさにこれらの熱帯感染症のひとつである。

筆者がかつて調査を実施していたラオス・ソンコン地域の事例は、タイ肝吸虫症と人為的にかく乱された水域環境の関係を示すものである。道路整備および洪水対策のための開発プロジェクトによって、ソンコン地域における集落周辺の家庭用養殖池の掘削が促されたが、このような養殖池によって、タイ肝吸虫のライフサイクルを完成させるミクロな環境が人為的に提供されることとなった。タイのコンケン大学調査チームの調査結果によると、これらの池で商業的に養殖された魚のうち、少なくとも五種類はタイ肝吸虫に感染しうる魚種である（Sithithaworn et al. 2012）。しかしながら、養殖魚の感染防止策はほとんどとられておらず、タイ肝吸虫のさらなる感染拡大につながりかねない。

ラオスにおける養殖池とタイ肝吸虫の関連性の事例は、メコン川流域のダム建設が直接的および間接的にタイ肝吸虫のライフサイクルを完成させうる新たな生息環境を作り出している。先述のようなダム建設によって失われた漁業資源を補填するための小規模養殖池は、ダムの後背にある貯水池とともに、直接的な要因となる。このような制限された穏やかな水域環境は、タイ肝吸虫の幼生セルカリアを自由に泳がせ、第二中間宿主の魚に接触する機会を増やし、魚の感染を増やした。間接的な要因としては渇水期のダム放流による灌漑がある。これにより、乾季には休眠するはずの中間宿主らに生息環境が提供され、繁殖の期間がのびた。

## 3 伝統的な生活様式に潜むリスク

第1節にてタイ肝吸虫のライフサイクルを説明した。人間への感染につながる二つの要素は、流行地域の住民の伝統的な生活様式に関連している。第一は淡水魚の生食文化であり、第二は野外排便の行動である。本来、これらの生活様式を改めれば、タイ肝吸虫症の感染リスクはかなり軽減できる。それでもなぜ住民はやめようとしなかったのだろうか。あるいは政府によって改めさせられたものの、なぜまた復活させたのだろうか。この問題を理解するためには、流行地域の生活様式と生業の特徴を理解する必要がある。

### 淡水魚の生食文化

タイ肝吸虫症流行地域に続く魚の生食文化は、「湿地型生計」に由来するものであると考えられている。東北タイあるいはラオスでは、漁労は地域住民が生計を立てるための重要な手段である。淡水魚は食生活に最も重要な動物性タンパク質であり、食事のほぼ七〇%を占めているという。漁労はこの地域のほとんどの水田農耕民にとって、第一もしくは第二の職業であり、このような小規模の漁労は家庭の現金収入および食事の補填の役割を果たしている。言い換えれば、漁労は各家庭

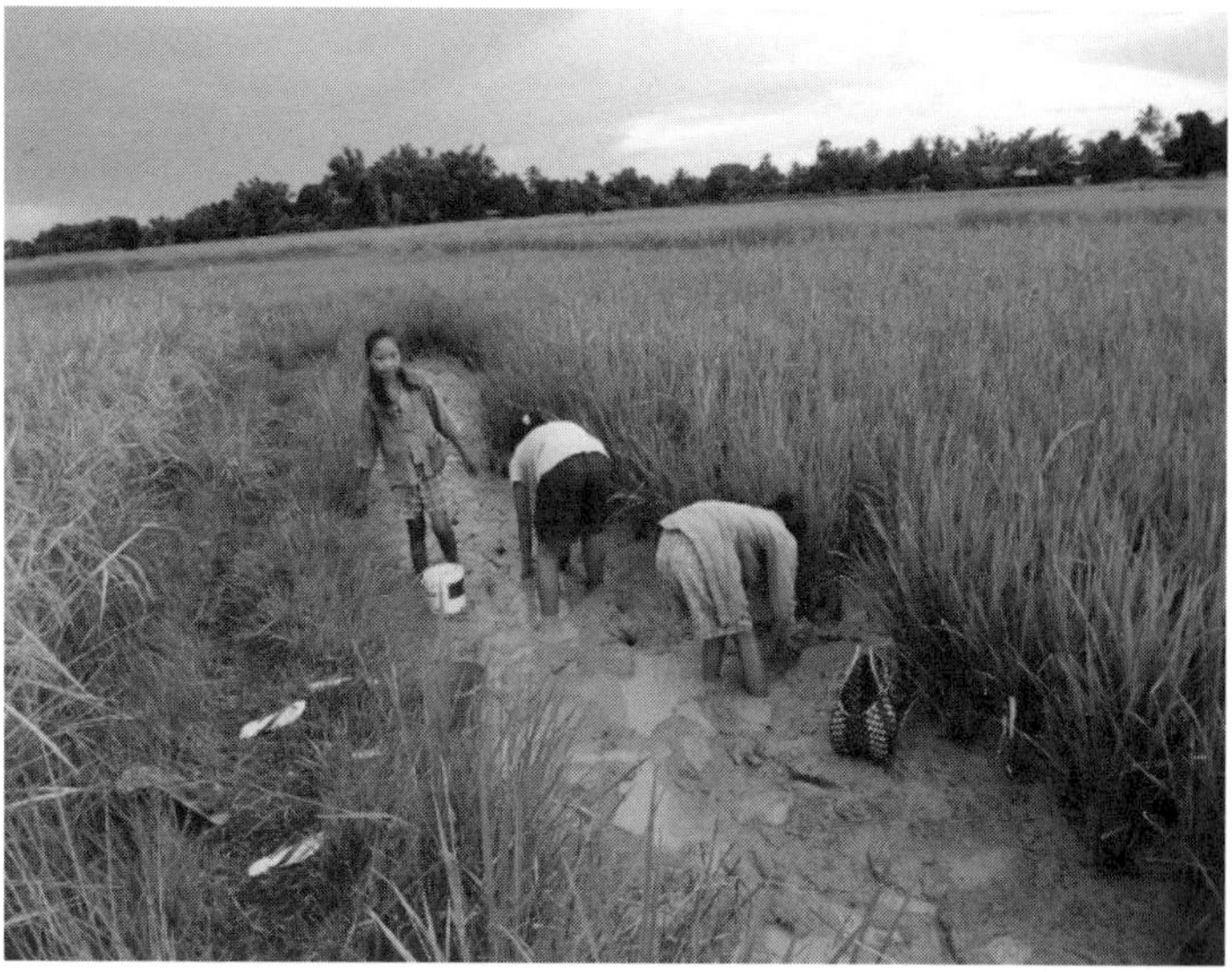

写真5-1　放課後、集落の子どもたちが水田で小魚を捕る様子。筆者撮影。

の食の安全保障に寄与している。

これらの流行地域は、熱帯モンスーン地域に位置しており、灌漑農業が普及する以前は、天水農業によるコメの生産は非常に不安定であった。筆者が調査したソンコン地域では、一九九〇年代半ばまでは、不作の記録が続いていた。そのため、集落の周辺の水域および水田から捕れる魚は、食の安定供給に不可欠であった（写真5－1）。特に魚の多い雨季には、地域住民は、サイズが大きく、経済価値のより高い魚をマーケットに運び、現金を得る。一方、サイズの小さい魚は、一般的に自家消費されるか、村内の親戚あるいは隣人におすそわけされることになる。さらに余った小魚は、保存食として、発酵や塩漬けにされることがほとんどである（写真5－2）。しかしながら、

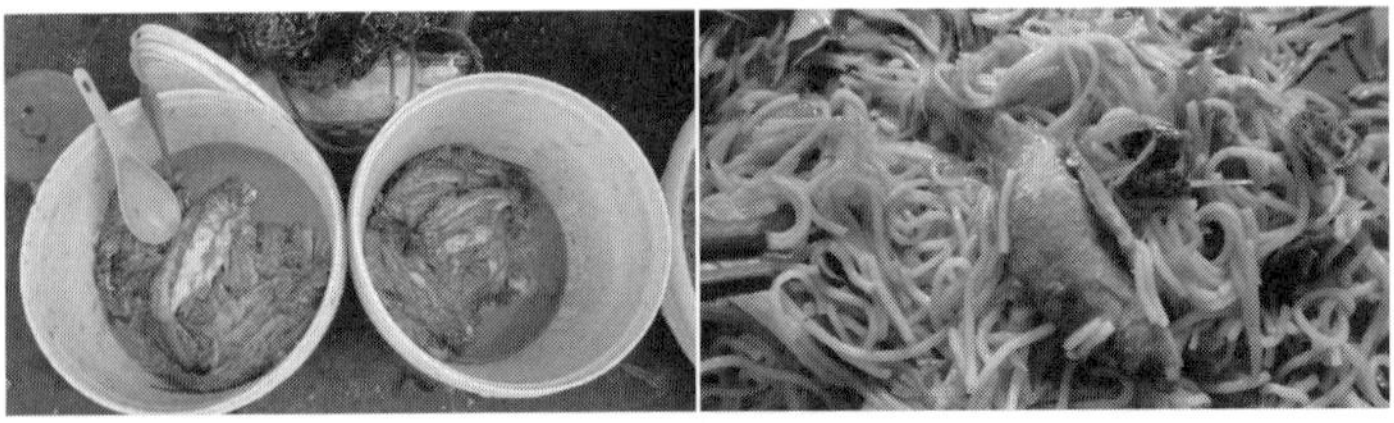

写真5-2　東北タイとラオスの伝統食Pa Dek（左）とPa Dekで作られたビーフン（右）。筆者撮影。

実はこうしたサイズの小さい魚ほど、タイ肝吸虫の幼生に感染している確率がより高いことが、明らかとなっている。また発酵や塩漬けはいずれも加熱処理されていないため、人間がそのまま食べれば、タイ肝吸虫症に感染するリスクが高い。

淡水魚の生食文化を理解するには、地域の社会文化的背景と生の魚消費への受容から考える必要がある。東北タイおよびラオスでは、ローカルな宗教儀式に、よくKoi Platという料理を使うことがある。Koi Platとは生魚のたたきと唐辛子およびレモン汁などを一緒に混ぜた料理であり、安価なタンパク質として地域住民の大好物でもある。実際、地域住民のうち、九割の人々がこのような生魚といわゆる部分加工した発酵魚（Pa Dek）を食べている。淡水魚の生食が、タイ肝吸虫症の感染の拡大に寄与していることは疑う余地がないだろう。

## 野外排便の真実

野外排便は、近代都市に居住する私たちにとっても、決して遠い過去の話ではない。一九五〇年代まで、いわゆる近代衛生工学が導入される以前には、日本の社会にも広く存在していた。さらにいえば、もともと私たち人間は、自然からさまざまな食料を摂取して、生命を維持および健康を維持し、消化された残存物（糞尿）を自然へと返していた。これはごく自然な話である。問題になるのは、これらの残存物のなかに、植物生産に必要となるさまざまな栄養素だけではなく、さまざまな病原菌も含まれていることである。世界各国、特に途上国では、いまだに約一〇億人が野外排便を行っている（Mara 2017）。糞便が飲料水や食物を汚染することにより、人々の健康にさまざまな不利益がもたらされている。そこで、国連持続可能な開発目標（ＳＤＧｓ）の一環として、ＷＨＯ、国連児童基金（ユニセフ）、各国の政府がトイレ建設などさまざまな方策をとり、野外排便行動をなくすために尽力してきた（WHO/UNICEF 2017）。タイ肝吸虫症の流行地域は、まさにこれらの対策の対象地であった。

しかしながら、トイレを作れば、必ずしも野外排便をなくすことができるとは限らない。タイ肝吸虫症流行地域の住民のほとんどは、農民や漁民であり、彼らの職場である水田や水域は、自宅（つまりトイレのある場所）から、かなり離れている。例えば、筆者がかつて調査していたラオスのソンコン地域では、調査対象者の水田から自宅までの直線距離の平均は一・七キロにも達する。しっかり舗装された道路もないので、自宅に戻るためには四〇分ぐらいの時間をかけることになる。合理的に考えると、排便のために、わざわざ自宅に戻ることはないだろう。したがって、地域の住民は、野外排便を続けており、結果としてタイ肝吸虫症の虫卵も集落周辺の水域を汚染し続けている。

野外排便行動に対して、公衆衛生研究者や地元の政府当局は、健康教育や住民の懇談会などを開催しさまざまな啓発活動を行ってきたが、なかなか継続的な効果を得ることができなかった。その

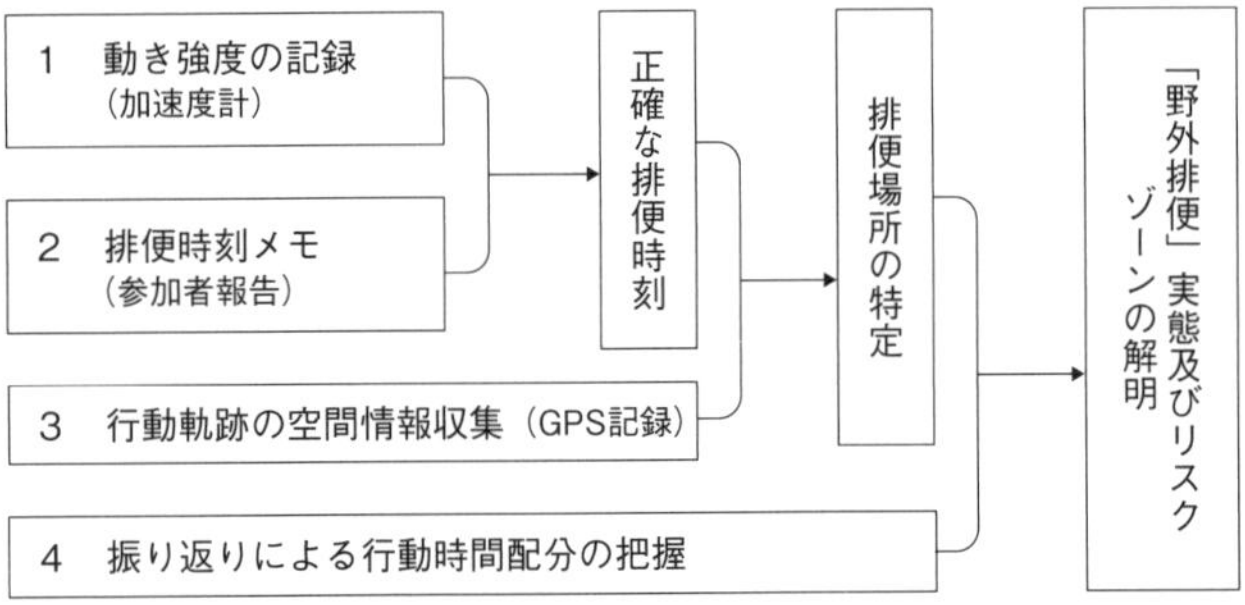


図5-2　野外排便行動調査の枠組み

理由のひとつは前述した流行地域における生業の構造的な問題であるが、その他にも、排便行動は非常にプライベートなものであるため、公の場で真実を報告することが難しい、野外排便行動による直接的な被害者が不明確である、などの理由があると考えられる。このため、「加害者」と「被害者」や、その被害状況を十分に把握することができず、健康教育の成果が発揮されないのだろう。こうした状況を踏まえれば、野外排便行動をなくすためには、その実態把握が非常に重要となる。

しかし、繰り返しになるが、排便行動はきわめてプライベートなものである。今まで数多くの研究者が、聞き取りによって野外排便行動のデータを収集しようと試みてきた。しかし得られたデータの信頼性は決して高いとはいえない。しかも、聞き取りでは野外排便の空間情報も欠如していて、「被害者」が誰にあたるのか、あるいはリスクゾーンを分析することは不可能となる。これらの問題を解決するために、筆者とそのチームは、新たな野外排便調査方法を考案し、ラオスのソンコン地域で実施することにした。

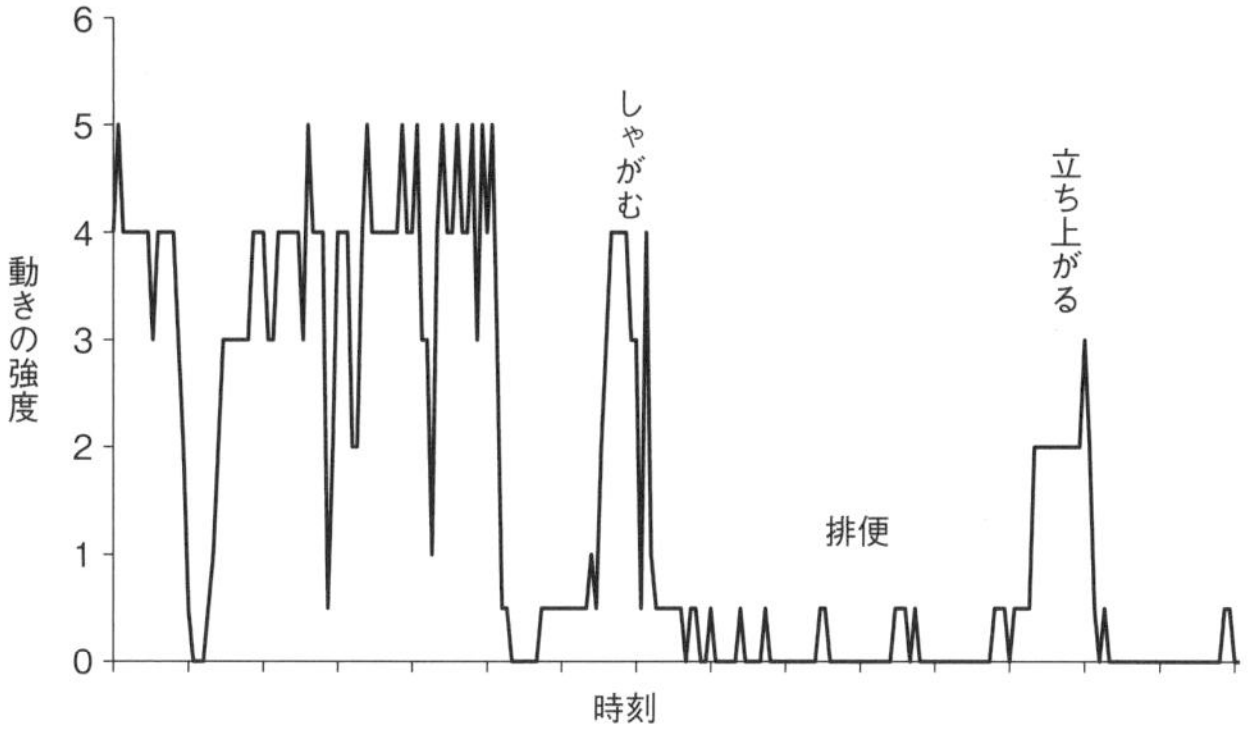


図5-3　加速度計データによる排便時刻の信頼性測定

新たな調査方法を設計するにあたり、前述の問題を解決するために三つの問いを立てた。それは「誰が野外排便をしているのか」「いつどこで野外排便をしているのか」「糞便はどのようなプロセスで周辺環境を汚染し、リスクをもたらしたか」というものであった。これらの問いに答えるために、図5-2に示したように、調査地であるラオスのソンコン地域において、筆者らは四種類のデータを収集した。第一に、加速度計を用いて、各調査参加者の経時的な動き強度を収集した。第二に、調査参加者に依頼し、各自の排便時刻を記録してもらった。第三に、GPSロガーにより各調査参加者の行動軌跡の空間情報を収集した。第四に、調査参加者に行動を振り返ってもらって、行動時間の配分を把握した。

第一、第二で把握したデータは、今までの野外排便行動聞き取り調査では信頼性が低かった点に対応するための工夫である。筆者は、加速度計データから、調査参加者の上下の動きを判読できる特徴を活用し、参加者が自己申告した排便記録の信頼性を推定した。つまり、図5-3のように、申告されたメモの時刻に「しゃがむ（強度強い）⇒安静（強度〇に近い）⇒立ち上がる（強度強い）」という一連の動きがみられたかどうかで、排便行動の有無を判断することである。事実、ラオスのタイ肝吸虫調査では、加速度計を用いた検証により、全記録の九〇％近くが信頼できるデータであることが証明できた。

前述のプロセスで得られた正確な排便時刻と第三のGPSロガー記録を用いて、排便場所を特定することができる。このプロセスでは、まず、自己申告排便時刻を用いて、GPSロガー記録から排便場所の地理座標を抽出した。次に、得られた地理座標を、衛星画像にもとづいて作成された土地利用図に照らし合わせて、それぞれの調査参加者の排便場所を特定した。こうして、調査参加者の野外排便の有無とその空間情報を推定できるようになった。

以上のようなデータがあれば、第四のデータ収集は不要と思われるかもしれないが、決してそうではない。第四の活動の時間配分の記録によって、野外排便の行動が実際に起こった時、調査参加者らが何を目的として野外に出たのかを推定できるのだ。

誰が、いつ、どこで野外排便をしているのかを明らかにするために、ロジスティック回帰分析を行った。分析にあたって用いた説明変数は、調査参加者の年齢、性別、平均野外行動時間、調査の季節である。季節とは、六月（雨季農繁期）、九月（雨季農閑期）、一二月（乾季農繁期）と三月（乾季農閑期）である。この四つの季節の野外排便率は、それぞれ、一九・八％、二三・九％、一四・八％、二一・八％であった（詳細については、図5-4の右上の表を参照）。また実際の野外活動時間は、男女

| 調査時期（人） | 観察回数 | 野外排便の割合 |
|---|---|---|
| 6月（30） | 191 | 29.8% |
| 9月（30） | 184 | 23.9% |
| 12月（32） | 218 | 24.8% |
| 3月（29） | 174 | 21.8% |

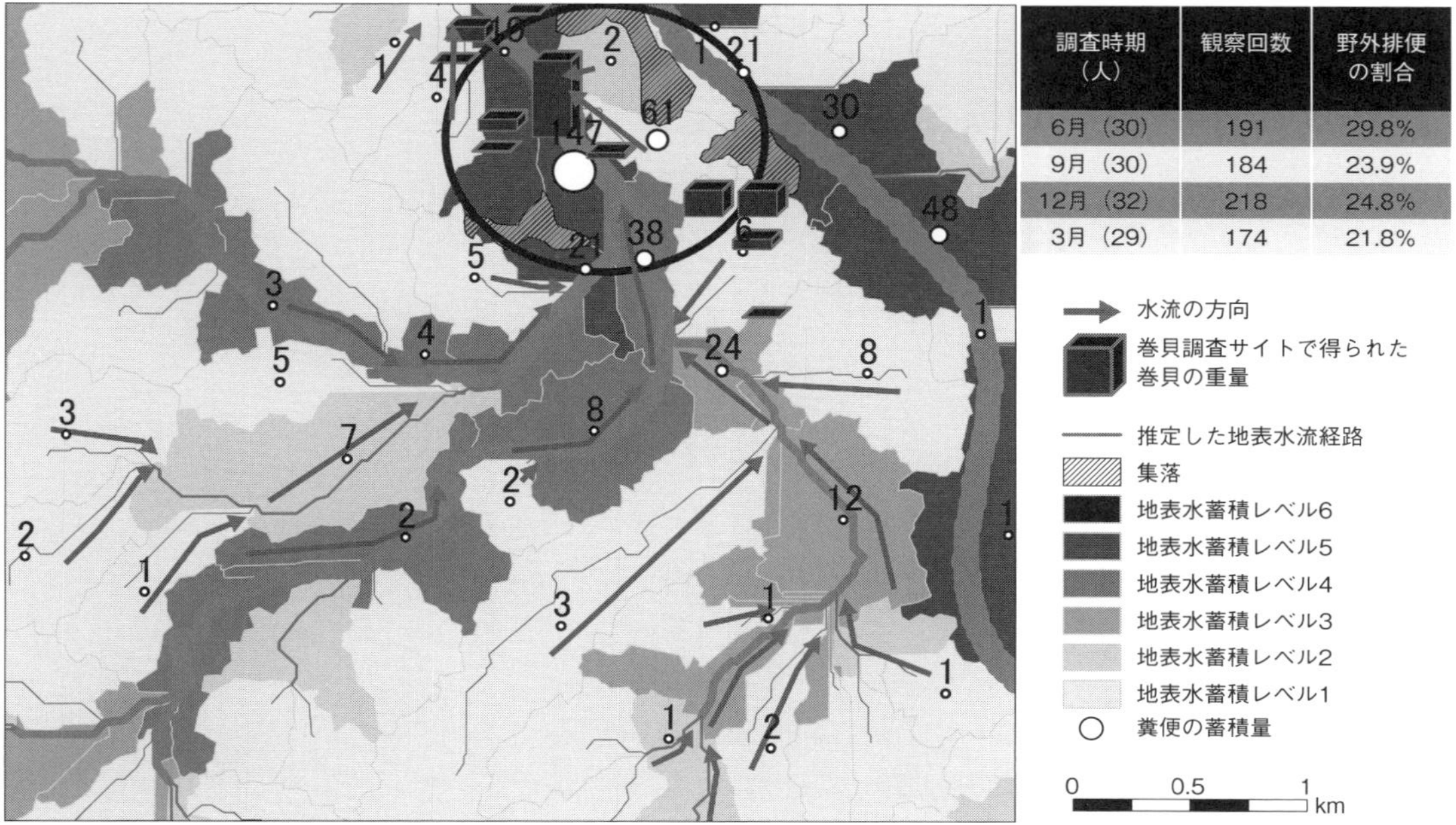


図5-4　野外排便の空間データによる集落周辺リスクゾーンの推定

注）太い黒線内の、稲作、水田漁労を行う低地田はタイ肝吸虫の虫卵や巻貝の蓄積しやすい場所でもある。

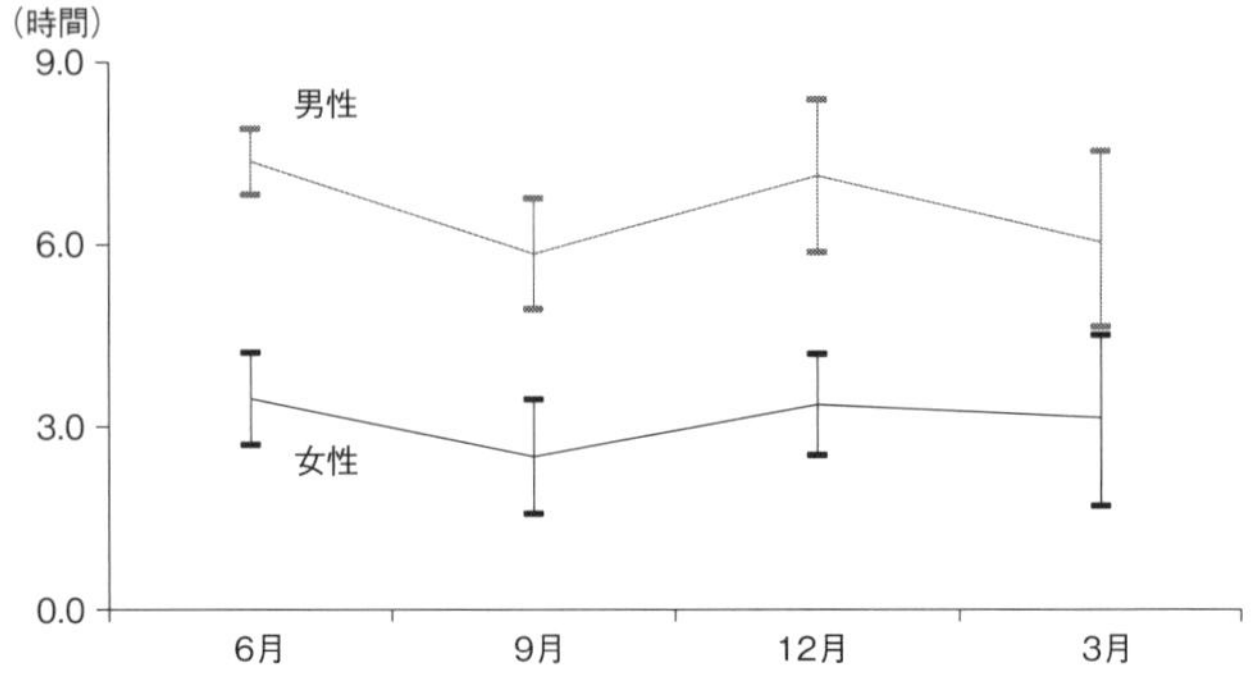

図5-5　野外排便調査参加者野外活動時間の季節変化

ともに、農繁期の六月と一二月がより長かった（図5－5）。回帰分析の結果も、同じような傾向を示した。かいつまんでいえば、「男性」「より野外活動の長い」「農繁期」の三要素は、野外排便活動増加に寄与していた。

これら野外排便の空間情報を得ることができれば、糞便がどこにあるのかを把握することができる。そして、これらの糞便に含まれている虫卵が、どこに流され、どこで第一中間宿主のマメタニシと出会うのかを割り出すことができ、結果として、野外排便行動により発生するリスクゾーンおよび「被害者」（リスクゾーンの利用者）を明らかにすることができる。以下ではこのデータ解析の概要を説明しよう。

図5－4のベースマップはＤＳＭ（Digital Surface Model）衛星情報を用いて、ArcGIS の流域分析ツールで作成した流域図である。図中に示した数字は流域に蓄積している野外排便の回数である。グレーの濃度は、標高と反比例している。つまり、水は淡いグレーの場所から深いグレーの場所へ流れる。人間の糞便は水流とともに低い位置に流される可能性が

高いため、低い場所は糞便および他のさまざまな物質が蓄積しやすい場所である。

この分析の結果は、同じ研究プロジェクトでもっぱら生態調査を行っていたチームの調査結果とも一致していた。他の調査サイトと比較すると、糞便が蓄積される可能性が最も高い場所では、タイ肝吸虫の第一中間宿主のマメタニシの生物量も最も多かった。そして、その場所は、集落住民がよく魚を捕る場所でもあった。要約すると、この場所に、マメタニシの餌となるプランクトンに栄養を提供するヒトの糞便、マメタニシ、そして魚というタイ肝吸虫のライフサイクルを完成するための要素がすべて揃っていた。また、この場所は、集落の共有地であり、誰でもそこで魚を捕ることができる。言い換えれば、すべての集落住民が被害者になっている可能性があったのである。

## 4　行動変容は実現できるだろうか

まずは、簡単にここまでの説明をまとめておきたい。第一に、タイ肝吸虫症は人間に致死率の非常に高い胆管がんを罹患させる疾病でありながら、個人、地域、グローバルレベルのいずれにおいても顧みられない熱帯感染症とされてきた。第二に、近代化に伴うさまざまな開発は、地域住民の生活の向上に寄与したと同時に、タイ肝吸虫伝播の拡大にも寄与した可能性がある。第三に、タイ肝吸虫症流行地域の食文化と生業システムを背景とする生活様式は、タイ肝吸虫症の感染の継続に重要な役割を担っている。

では、どうすればいいのだろうか。まず、タイ肝吸虫症が引き起こす健康への影響の深刻さから考えると、タイ肝吸虫の感染拡大をコントロールする必要があることは間違いなく、何もしないという選択肢はありえない。次に、タイ肝吸虫のライフサイクルから考えると、第一中間宿主のマメタニシを生態系から除去することで、タイ肝吸虫の根絶を実現できるかもしれない。しかしながら、第2節で説明したように、私たち人間が行ってきた自然生態系を改変する活動には、目的とする成果以外に何らかの不都合を生じさせる可能性が決してないとは限らない。したがって、マメタニシの除去についても、慎重に考慮し、できる限り避けるべきであろう。そう考えると、第三の選択肢しか残されていないことになる。つまり、私たち人間が、自らの行動様式を変容させることだ。しかし、過去数十年のタイ肝吸虫症のキャンペーン活動の教訓から考えれば、行動の変容は決して容易ではない。

なぜ自分の健康のための行動変容が容易に実現できないのだろうか。筆者は次のように考えている。第一に、前節に詳述したように、魚の生食と日常の生業活動に付随する野外排便という行動は、少なくとも数百年にわたって形成されたものであり、人々の生活と深く結びついているため、容易には改められない。第二に、公衆衛生関係者と地域住民の間には意識のギャップがある。一般的に、多くの公衆衛生関係者は、これらの行動変容は住民の健康のために必要な対策なので、住民たちは問題なく受け入れるだろうと考えている。しかし、実際にはそうではなく、これらの対策が現地社会に導入される際に、住民たちは彼らなりの解釈をする。「生魚とPa Dek（発酵された魚）をやめたら、何を食べたらいいの？」「感染しても、どうせ治せる薬があるさ」「トイレを作ってくれてもいいけど、牛の放牧の時に、魚を捕る時に、田植えの時に、ウンコしたくなったからといって、いちいち村に戻るのは面倒くさいね」。村落社会では、このようにさまざまな、自分たちなりの考え方が生まれてくるのである。結果的に、公衆衛生関係者が提案した対策は、集落住民にとって生活を妨害するものと解釈されてしまったのである。行動変容の提案と同時に、行動変容後の対応策も提案すべきであろう。第三に、健康の「コモンズ」に由来する問題である。野外排便や魚の生食の問題は、近年関心が高まっている気候変動問題の構図に類似している。伝統的な生活様式を改変することは、住民にとって、ただちに生活の不便さを増す。しかし、加害―被害関係が明瞭ではないなかで、行動変容がもたらす成果は個人にとって実感しづらく、まるで何の利益も得られていないかのように感じるだろう。こう考えると、なかなか問題解決の糸口を見つけられないのも無理はないとわかるだろう。

結局、「原点」に戻って、地道に健康教育を行い続けるしかないが、従来通りの教育ではなく、可能な限り、研究者の研究成果を地域住民に共有し、野外排便行動調査のように、リスクゾーンと被害者を明らかにし、なるべく多くのステークホルダーを可視化し、巻き込むことが大切であろう。

本節のタイトルとして挙げた「行動変容は実現できるだろうか」という問いに対して、筆者の答えは、肯定的である。行動変容は可能である。そして、行動変容はしなければならない。そのためには、地域住民と研究者の相互理解と双方の地道な努力が不可欠である。

## 参考文献


Andrews, R. , P. Sithithaworn, P. and Petney T. N. 2008. Opisthorchis Viverrini: an Underestimated Parasite in World Health. *Trends in Parasitology* 24(11): 497-501.

Keiser, J. and Utzinger J. 2005. Emerging Foodborne Trematodiasis. *Emerg Infect Dis* 11(10): 1507-1514.

Mara, D. 2017. The elimination of Open Defecation and Its Adverse Health Effects: A Moral Imperative for Governments and Development Professionals. *Journal of Water, Sanitation and Hygiene for Development* 7(1): 1-12.

Sithithaworn, P., Ziegler, A. D., C. Grundy-Warr, C., Andrews, R. H. and Petney, T. N. 2012. Changes to the Life Cycle of Liver Flukes: Dams, Roads, and Ponds. *Lancet Infect Dis* 12(8): 588.

Sripa, B. and Echaubard, P. 2017. Prospects and Challenges towards Sustainable Liver Fluke Control. *Trends in Parasitology* 33(10): 799-812.

WHO/UNICEF 2017. Progress on Drinking Water, Sanitation and Hygiene. launch-version-report-jmp-water-sanitation-hygiene.pdf（最終閲覧二〇二一年一二月一二日）

武忠弼　一九八二『江陵鳳凰山一六八號墓西漢古屍研究』文物出版社。

第6章

# 健康ブームに潜む魚食の真実

田村典江

## 1　魚食への関心の高まり

### フロンティアとしての海

海洋は、人類に残された数少ないフロンティアである。経済成長と持続可能性の両立を志向する持続可能な開発にとって、海洋は多くの可能性を秘めた領域であり、新たな雇用や価値を創出する場として期待されている。ＥＵでは二〇一七年から海洋関連の経済を「ブルーエコノミー」とし、その「青の成長（ブルー・グロース）」に向けた戦略を策定している。漁業、養殖業、水産加工業は、洋上油田開発や海運、港湾・船舶などとならんで、ブルーエコノミーの一角を占める産業部門であるが、なかでも養殖業については、エネルギーや観光とならぶ成長産業として期待が寄せられている（European Union 2014）。

場としての海洋だけでなく、水産食品自体への熱も高まっている。畜肉の消費が伸びたことに付随する人間の健康への被害や、工業的畜産の普及による生態系への悪影響から、現代では肉食は、次第に、持続可能な食という観点から疑問視されるようになっている。魚介類は、畜肉と同じく動物性タンパク質でありながら、脂質の含有量が低く、畜肉には含まれない不飽和脂肪酸などの栄養成分を含んでいる。また、広々とした海原で漁獲される水産物には、より自然に近いイメージがある。この「ヘルシーでクリーン」というイメージに後押しされ、世界的に魚食のブームはますます過熱している。

しかし、本当に、魚食は「ヘルシーでクリーン」なのだろうか。肉から魚に切り替えることは、人間と地球の健康に適した選択なのだろうか。

## 魚食とは何か

まずはじめに、魚食とは何かを考えてみたい。本章では水産物を食品として摂取する習慣や行為を総称して魚食と呼びたいが、日本において「魚食」が何を意味するかは、よくよく考えるとかなり複雑だ。

日本が魚の国、あるいは魚食文化を持つ国であることには、多くの人が同意するだろう。四方を海に囲まれ長い海岸線を持つ日本では、水産物は古くから食用とされてきた。縄文時代の貝塚から始まる日本の魚食の歴史は長い。八世紀に成立した万葉集には、あゆやすずき、まぐろが歌われている。また奈良・平安時代には、当時の租税制度の一環として、各地の水産物を物納する仕組みが成立していた。このような貢納品には、かつお、ふな、あゆ、いか、なまこ、うに、あわびなどの魚介類や、のり、わかめ、みる、てんぐさなどの海藻類などが含まれている（濱田 二〇一七、福島 一九七二）。

これほど長い歴史を持つ日本の魚食文化は、多くの点で、複雑さ、あるいは多様性に富むものである。日本では、およそ二〇〇〇種類の水産動植物が食用として利用されているといわれているが、これらは比較的流通範囲が広いものについての数に限られており、特定の地域のみで食用となるものを含めれば、実際にはもっと多くの種数が食べられているだろう。そして数が多いだけでなく、その内容は実に多様である。

まず生きものとしての多様さがある。魚類、甲殻類（えび、かに）、腹足類（巻貝）、二枚貝類、頭足類（たこ、いか）、哺乳類（くじら、いるか）、海藻類と、食用水産物は多様な分類群を含む。そのそれぞれに海水性のものもあれば、淡水性、汽水性のものもある。水産物のうち藻類には、こんぶやわかめなど海のものというイメージが強いかもしれないが、のりはもともと汽水域に生息する生物であるし、吉野川や四万十川の河口域は青のりの名産地だ。また九州には、淡水に生息する藍藻の一種であるスイゼンジノリ（川茸とも呼ばれる）がある。一般的とはいえないが、昔から珍重されてきた食材である。

生息場所についても、波打ち際や干潟といった、ごく浅い海域から深海性のものまで多様性に富んでいる。したがってそれぞれを採集・捕獲するための漁法も無数にある。また、天然に採集・捕獲するだけでなく、養殖により生産されるものもある。そしてもちろん、利用法も多様である。生鮮食材として利用する場合だけをみても、刺身、寿司、焼き魚、煮魚など多様な料理法がある。塩干物、すりみ、かまぼこ、漬物（へしこ、かぶら寿司など）、魚醤（しょっつる、いしりなど）など、加工法も多様である。さらに、かつお節や昆布、煮干しは、出汁となり、日本食を全体的に支える存在である。

以上を踏まえると日本の魚食（文化、習慣）全体をひとくくりに扱うことはなかなか難しい。いったん、この広大な魚食の広がりを頭の隅におきつつ、しばらくの間、魚介類を生鮮あるいは冷凍食材として使う場合を中心に、考えてみよう。

## 動物性タンパク質としての魚類

スーパーマーケットで入手でき、家庭調理に用いる食材について考えると、私たちが普段利用する陸上の肉類は、ほぼ牛、豚、ニワトリの三種に集中している。それに比べて、鮮魚コーナーにはそれより多い種類の魚類を見つけることができる。地域や季節によっては、あるいは店舗によっては、肉類に山羊や鹿、猪、鴨の肉もあるかもしれない。しかし、それらが販売されているような品揃え豊富なスーパーマーケットであるならば、さらに多くの種類の魚類を見つけることができるに違いない。

日本のスーパーマーケットにならぶ動物性タンパク質として、畜産物と水産物を比較する場合、根本的に大きな二点の違いを指摘できる。まず畜産物はそのほぼすべてが飼育動物であるのに対し、水産物では天然（野生）と養殖（飼育）の双方が含まれている。統計によれば、日本の漁業生産量において、養殖生産量が占める割合はおよそ二割に過ぎず、天然に漁獲されたものの方が圧倒的に多い。ただし魚種によってその割合は大きく異なり、ぶりやたいなどでは養殖生産量が天然魚の漁獲量を上回っている。

もう一点の違いは、畜産物は草食または雑食の動物であるのに対し、水産物については肉食のものも食用とされているということだ。いわしやあじなどの魚はプランクトンを餌としているが、まぐろやぶりはそのいわしやあじを食べる肉食魚である。まぐろやぶりには天然魚もあれば養殖魚もあるが、養殖用の餌料は通常、カタクチイワシなどの魚粉を主原料としている。

この二点から、私たちの魚食生活は自然の生態系、より正確にいえば、野生動物の個体群に多くを依存していることがわかる。にもかかわらず、よく知られているように、世界の漁業資源の持続性はすでにかなり危うい状態にある。一九七四年には世界の漁業資源の九〇％が持続可能な水準にあったが、二〇一七年にはその割分は六六％に低下している。つまり、世界のおよそ三割の漁業資源は乱獲状態にある（FAO 2020）。

特に養殖魚の餌の問題は重要だ。実は世界的にみれば、養殖生産量は漁業生産量全体のおよそ四五％程度に迫っている。加えて、二〇一六年以降、人間が食べる魚介類の源としては、養殖が天然を上回っている（FAO 2020）。つまり、養殖業が食料供給に担う役割は大きく、かつ、天然の漁獲量のうちの相当程度が、養殖魚の餌となっている。環境的あるいは倫理的な観点から、大規模畜産業をめぐって、「限られた農業に適した土地を、人間の口に入るものではなく家畜飼料やバイオ燃料の原料の栽培に動員する」という批判があるが、それでいえば、養殖業の状況はもっとひどいかもしれない。なぜなら、牛や豚、ニワトリは、人間の食料残渣（例えば稲わら）や自然に生える雑草や低木を餌にできるが、魚食性の魚を飼育するためには、餌として魚をやるしかないからだ。

言い換えれば、畜産業が、動物を用いて人間が利用できない生物資源を、肉や乳、卵といった食品に変換する営みであるのに対し、魚類養殖業は、安い魚を高級魚に変換しているだけとも批判できる。

もちろん、現代の大量生産型工業的畜産では、効率的に栄養に富む飼料の入手が必須であるので、畜産業からのプレッシャーが社会経済的な動機となって、豊かな農地を人間用ではなく家畜用に使おうとする流れは止められない。先に示した批判は十分に妥当である。それと同時に、養殖魚の餌に関する問題も放置されているわけではなく、幅広い改良が進められている。魚を直接、餌として与えるのではなく、魚粉にしたのちに配合飼料とすることで餌となる魚の利用効率をあげたり、植物性原料を配合飼料に加えたり、また、そもそも餌原料となる魚の漁業管理を確実にするなど、持続可能な養殖餌料の開発はホットな分野である。実は、養殖用餌料の中心的な素材である魚粉は、畜産用飼料にも利用されている。魚粉の持続可能性は食品としての魚と肉の双方に共通した課題といえるだろう。

## 魚食と健康

先述のように食用水産物または水産食品にはきわめて多様な食品が含まれている。そのため、魚食がどのように健康に良いかを一言で説明することは難しいが、一般的にいえば、魚肉は畜肉と同様に人体に必須となるアミノ酸を含みつつも、畜肉よりも脂質が低く、ビタミンやミネラル（カルシウムなど）に富んでいる点で、カロリーが低い良質なタンパク質といえるだろう。その一方、魚食が健康に良いとする考え方が広まった背景には、水産物に特有の機能的な成分への注目もあった。

一九七〇年代のはじめ、デンマークの研究者らがグリーンランドに居住するイヌイットを対象に疫学調査を行ったところ、デンマーク人に比べて、血中脂質の濃度が低く、心筋梗塞や糖尿病の発症率が著しく少ないことを発見した。狩猟や漁業を営むイヌイットらは主にアザラシや魚を中心とする肉食中心の食生活を送っており、いわゆる西洋型食生活である一般的なデンマーク人の食生活と比べると、摂取する栄養にタンパク質が多く、炭水化物が少なく、脂肪はほぼ同量であることがわかった。脂肪の摂取量は同様であるのに、なぜ血中脂質の濃度は低いのか、と疑問に感じた研究者らは、イヌイットの食事に含まれる脂質の成分についてより詳細な研究を行った。その結果、彼らの食に多く含まれるドコサヘキサエン酸（ＤＨＡ）やエイサコペンタエン酸（ＥＰＡ）などの不飽和脂肪酸に、血中脂質を低下させ、心臓疾患の疾病リスクを下げる効果があることが示唆された。グリーンランドのイヌイットを対象としたこの一連の研究は、魚食の健康機能に着目される最初の一歩となった（Bang et al. 1976, Bang et al. 1971, Dyerberg et al. 1978）。

日本人を対象とする大規模な疫学調査からも、魚食と健康の関係性が示されている。一九六五年に開始された、がんと生活習慣の関係を探る調査では、全国六府県に在住する約二七万人を対象として食生活、喫煙、飲酒などの習慣に関する把握が行われ、その後一七年間にわたり追跡調査が行われた。その結果によれば、魚介類を「毎日食べる」と答えたグループは、「食べない」と答えたグループに対し、死亡率が低かった。また、毎日魚介類を摂取することで、脳血管疾患、心臓病、

表6-1　水産物の機能性成分

| 機能性成分 | 多く含む魚介類 | 期待される効果 |
|---|---|---|
| DHA | クロマグロ脂身、すじこ、ぶり、さば | 脳の発達促進、認知症予防、視力低下予防、動脈硬化の予防改善、抗がん作用等 |
| EPA | マイワシ、クロマグロ脂身、さば、ぶり | 血栓予防、抗炎症作用、高血圧予防等 |
| タウリン | さざえ、かき、コウイカ、マグロ血合肉 | 動脈硬化予防、心疾患予防、胆石予防、貧血予防、肝臓の解毒作用の強化、視力の回復等 |
| アルギン酸 | もずく、ひじき、わかめ、こんぶ | コレステロール低下作用、血糖値の上昇抑制作用、便秘予防作用等 |
| フコイダン | もずく、ひじき、わかめ、こんぶ | 抗がん作用、抗凝血活性、免疫向上作用等 |

出所）農林水産省（2014）をもとに筆者作成。

肝硬変などのリスクが有意に低下することも示された。その他の生活習慣との比較では、喫煙と飲酒が死亡率を高める一方、魚介類と緑黄色野菜の摂取は死亡率を低くすることが示された（農林水産奨励会 一九九四、藤本 二〇〇六）。その後の社会経済状況や生活習慣の変化を踏まえて、一九八八年から新たに進められた全国一二万人を対象とする調査でも、魚類やＤＨＡなどの不飽和脂肪酸を多く摂取する人は、脳卒中や心筋梗塞などの循環器疾患による死亡が少なくなることが示された（Yamagishi et al. 2008）。「魚を食べる」行為と血中に含まれる不飽和脂肪酸の量との関係についても、新鮮な魚を食べる回数が多いグループほど、血液中のＥＰＡやＤＨＡの量が多いことが確認されている（Wakai et al. 2005）。

水産物全体についてみると、表6–1のような機能性成分が確認されている。魚類だけでなく、貝類や海藻類も機能性成分を有する食品として注目されている。

## 2　変わりゆく魚食

### 変化する魚食のフードシステム

魚介類の消費量は、国際的にみて、年々拡大している。国連食糧農業機関（FAO）によれば、一九六一年から二〇一七年の期間において、全世界の食用魚介類消費量は、年平均三・一％の割合で増加している。これは年間の人口増加率（一・六％）を上回るペースである。消費の増加と同時に漁獲量も増大しているが、この生産―消費の双方の増加は、単に漁獲量が増えたからというよりも、技術発展、世界的な所得向上、食品ロスの削減に加えて、魚の健康効果に対する意識の向上といった複数の要因に刺激されている（FAO 2020）。

所得向上、都市化、グローバリゼーションなどの社会経済的な条件の変化によって消費が拡大する傾向は、水産物だけではなく畜産物にもある。しかし、魚介類の持つ「ヘルシー」なイメージは、水産物が畜産物と同様に抱える多くの問題点を覆い隠しているかもしれない。

所得が向上すると、穀物メインの食事から肉や魚の消費が増えることは、世界各地で通時的にみられる傾向だが、現代のフードシステムの変化の特徴は都市化に伴うことにある。あらゆるヒトやモノが集まる都市では、人々の食料品の購入先は、個人商店よりもスーパーマーケットが中心となる。大規模なスーパーマーケットチェーンはグローバルな食の生産・流通システムを介して、近隣地域では生産されない品物を一定の価格でふんだんに提供できる。日本のスーパーマーケットで鮮魚コーナーをみてみると、日本各地で水揚げされた魚に加え、海外からの魚も多く陳列されている。このように広域での水産流通を可能にするためには、低温輸送のシステム、すなわちコールドチェーンの整備が不可欠になる。

コールドチェーンは水産物だけではなく、肉類や野菜、果物、冷凍食品からアイスクリームまで、現代の食品流通に欠かせない基本的なインフラである。日本では一九六四年の東京オリンピックを機に冷凍食品が普及した。翌一九六五年には当時の科学技術庁が「コールドチェーン勧告（食生活の体系的改善に資する食料流通体系の近代化に関する勧告）」を公表し、生鮮食品を広域的に流通するための施設整備が全国で進められた（丹下 二〇一三）。コールドチェーンを整備するためには、産地だけでなく、拠点となる物流施設、消費者との接点となる小売店の店頭、その間をつなぐ冷凍輸送車、そして家庭の冷凍冷蔵庫と多様な段階での施設整備が必要だが、それに加えて、電気や道路などの都市インフラも不可欠だ。つまり、家庭で生鮮魚介類を食べることができる暮らしは開発の賜物でもある。もともと魚食習慣のあったアジアやオセアニアの国々において、開発が進み経済成長が生じると、水産物消費量が倍増するのも自然なことだろう。

## 変わる日本の魚食

一九七〇年代を境に日本の魚食は徐々にその様相を変えていった。コールドチェーンの普及がその一因であることは間違いないが、その他にも多くの要因が絡まり合っている。

統計によると、一九七四年を機に、魚介類の購入先が一般小売店（鮮魚店）からスーパーマーケットに大きく移行した。スーパーマーケットの商品仕入れでは、定時・定量・定価格・定品質の「四定条件」が重視されるため、魚介類についてもこれを満たすような商材が求められた。しかしこのような条件は、沿岸漁業とは相性が悪い。沿岸漁業では通常、沿岸に来遊した魚を捕る。そのため、季節や場所によって捕れる魚は異なるし、思いがけず大量に捕れたり、まったく捕れなかったりする。かたや、遠洋や沖合の漁業では、目的とする魚種を追い求める漁業が多く、単一の魚種をまとまった量で水揚げしやすい。沖合・遠洋漁業や養殖業は沿岸漁業よりも、スーパーマーケット的な流通に適しているといえる（水産庁二〇〇九）。

第二次世界大戦後、漁業国としての日本の主幹は遠洋漁業にあった。もともと日本周辺は寒流と暖流がぶつかる世界でも有数の好漁場であるが、戦後の食料難に応える形で政府は積極的に漁業を振興し、さらに「沿岸から沖合へ、沖合から遠洋へ」をスローガンとして、世界中の漁場への進出を奨励した。しかし次第に漁業資源の枯渇が問題視されるようになると、新たな国際秩序が求められるようになり、一九七七年には、各国の沿岸二〇〇カイリ（およそ三七キロ）以内の立ち入りが制限されることとなり、その後、遠洋漁業は大幅に縮小する（勝川 二〇二〇）。

同じ頃、沖合漁業はマイワシのバブルに見舞われていた。日本近海のマイワシは周期的な変動の大きい魚種で、一九六〇年代には少なかった資源量が一九七〇年代に入ると突然増加した。マイワシは一九八〇年代を通じて多く漁獲されたのち、一九九〇年代に入ると急減した。ピークとなった一九八八年には四四九万トンの漁獲高があったが、これは二〇一九年の海面漁業・養殖業生産量の合計（四一七万トン）よりも大きい。大量に漁獲されたマイワシだが食用としてはあまり利用されず、飼料にまわされ、日本の養殖業の隆盛を支えた（勝川 二〇二〇）。

社会経済的な情勢も水産物の流通に影響を及ぼした。一九八五年のプラザ合意によって円高時代が到来すると、水産物の輸入量が増加した。輸入水産物は低価格な一次加工品が多く「四定条件」を満たしやすかった。一方、女性の社会進出や単身者世帯の増加は、食の外部化を促した。生鮮食品を購入して家庭内で調理するという従来の主流スタイルから、加工食品や半調理品の利用、調理済食品や惣菜の購入と家庭での消費（いわゆる中食）、そして外食へと食のあり方が多様化していくにつれ、スーパーマーケットに加えて、チェーンレストランや惣菜加工などの食品産業が隆盛し、これらの業種もまた、業務用として「四定条件」を満たす水産物を求めた。

このような水産フードシステムの変化によって、一九七〇年代以降、日本の魚食と土地との結びつきは次第に希薄化していった。定時・定量・定価格・定品質が重視されるスーパーマーケットやチェーンレストランでは、沿岸漁業の少量で多品種な水産物を扱いきれない。しかし、条件に即していれば、どれだけ遠くの魚であっても問題なく流通できる。現在では、どこに住んでいても、スーパーマーケットに行けば、地元産の魚とならんで他地域産の魚をみるだろう。さらにそのならびには、チリやノルウェーなどの海外産の魚もあるだろう。

コールドチェーンの発達やスーパーマーケットの主流化、食の外部化といった傾向は、魚食だけではなく日本の食生活全般にも大きな変容をもたらしている。一九六〇年の一人あたり品目別消費量をみると、コメと野菜が主でそこに肉と魚が加わる形となっているが、その後、高度経済成長期を通じて、肉類と乳製品、卵の消費量が激増した（図6-1）。魚介類の消費量はいったんは増加したものの、二〇〇一年をピークに減少傾向にある。さらに肉と魚の消費量を直接比較すると、二〇一一年には国民一人あたりの年間消費量で肉と魚が逆転し、以降、肉の消費量が魚の消費量を上回っている。世界各地で水産物消費が増加するのに反して、日本では「魚離れ」の傾向が顕著だ。実のところ、もはや日本は魚食の国とはいえないのかもしれない。

## 魚離れの中身

戦後日本の食生活の推移をみると、魚介類消費のみが減ったわけではなく、コメ、野菜、魚介類の消費減と肉類や乳製品、油脂類の消費増という傾向がある。このような傾向は「食の西洋化」と呼ばれ、脂質が多く肥満につながりやすい食生活であることから、日本だけでなく世界各地で問題とされている。また多くの途上国では、西洋化は外部化（あるいはファストフード化）と連続して起

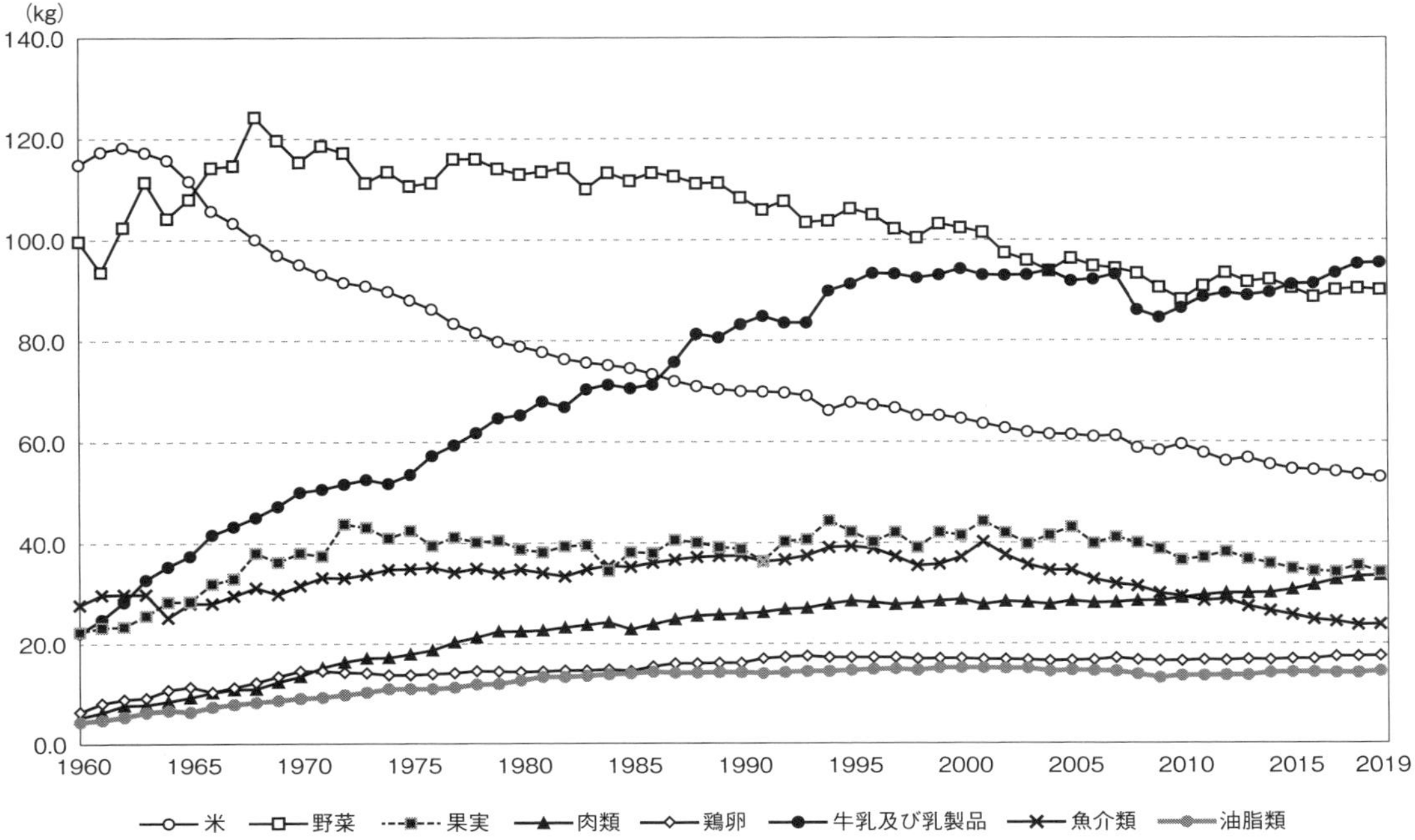


図6-1　国民一人あたりの年間の品目別消費量の推移

出所）「食料需給表」をもとに筆者作成。

こるため、ファストフードや超加工食品という安価でカロリーの高い食品によって、肥満や生活習慣病のリスクがさらに上昇する。

しかし、日本では西洋化は必ずしもグローバリゼーションや外部化によるものではなかった。むしろ、戦後の早い時期から、栄養改善を目的として、政府主導で進められてきたのである。アメリカからの援助物資として贈られたコムギや脱脂粉乳を利用した学校給食によるパンとミルク（脱脂粉乳）の普及は、そのひとつである。他にも、栄養指導車（キッチンカー）を用いて栄養士が家庭や職場を巡回し、栄養豊富な洋風料理の献立を普及するという運動や、農村を対象にヤギやニワトリを飼育して乳や卵の消費を呼びかける運動が行われた（市田 一九九五、ホプソン 二〇二〇）。

住宅設備の変化も関係している。エネルギー革命により料理の熱源が薪や炭からガスに代わり、また公団住宅が開発され現代的なダイニング・キッチンの間取りが標準化し、さらにその後、戸建て住宅でシステムキッチンが普及していく（肥後 二〇二〇）。調理法もそれに合わせて変化した。昔ながらのかまどでは火加減の調節が容易ではないため、調理法としては煮炊きが一般的だった。しかし、ガスコンロではそれが容易になり、「焼く」調理法が普及する。あわせて油の使用も増加する。そして、通勤を含む労働時間が長くなると、料理を含め、家庭での時間を確保しづらくなり、おのずと調理や後片付けの簡単な食材が志向されるようになる。

つまり魚離れは消費者の嗜好だけの問題ではない。社会全体の構造によって引き起こされたのである。農林水産省の意識調査によれば、魚介類を好む人は多く、健康的や旬を感じるなど良いイメージを持つ人も多い。しかし、肉類に比べて、「買い置きができない」「生ごみが出る」「割高」「骨がある」などの点で劣っているとされる（水産庁 二〇一三）。あるいは、さんまの塩焼きをしたいけれど魚焼きグリルに入らない、というような声を聞くこともある。切り身や骨とり魚の流通が一般化すれば、このような問題は解消されそうに思えるが、調理しやすい商品形態への変化を求めるよりむしろ、調理法や食べ方の変化はそのままで、魚食の場が家庭から中食や外食へと移行しているように思える。ある意味では魚食の歴史が長いがゆえに、消費者の側に、魚の食べ方に一定の固定観念があって、冷凍の切り身や骨とり魚の購入がためらわれ、家庭での魚離れにつながっているのかもしれない。コロナ禍において自宅で過ごす時間が増えると、家庭で魚を食べる機会が増えたという。[※1]魚離れを食い止め、魚と肉のバランスの良い健康的な食生活を導入するためには、生活全体の再編が必要だろう。

## 一九七五年型日本食

日本が魚食の国であることと長寿の国であることは、相互に連関してイメージを形成している。しかしながら、このようなイメージについても注意深く検討しなければならない。

水産物には健康機能があるが、魚を含む食生活が必ずしも健康につながるわけではない。戦前から戦後しばらくの間、日本の食生活に魚は含まれていたものの、動物性タンパク質が圧倒的に不足していた。戦後にこれを補ったのが、急増した乳製品や卵の消費である。またコールドチェーンの発達以前、鮮度保持の難しい生鮮魚介類の広域流通は成立していなかった。当時、広域流通していた水産物は多くが塩干物であり、保存性を高めるために高い塩分を含んでいた。水産物に限らず、漬物などの保存食による塩分は、脳内出血や胃がんの原因となっていた。

一九六〇年代の日本の平均寿命はG7諸国のなかで最も短命であり、脳内出血と胃がんは死亡原因の上位を占めていた。ところが現在では他の六ヶ国に比べて、平均余命と寿命のいずれにおいても最も長い国となっている。これは、食生活パターンの変化のために、乳製品の消費増と塩分摂取量の減少が生じて、脳内出血と胃がんによる死亡が減少したことが理由であると示唆されている。また、他のG7諸国の死亡原因上位を占める虚血性心疾患とがんは、日本ではあまり多くないが、この背景にも、肉類の摂取が少なく魚介類の摂取が多いこと、大豆や緑茶の摂取量が多いこと、肥満が少ないことなどの食生活のパターンが関連していると示唆されている（Tsugane 2021）。つまり、もともとの魚食習慣に加えて、適度な肉類や乳製品、卵の消費、そして塩分摂取量の低下が健康的な食生活を実現したといえる。

東北大学大学院農学研究科の都築教授らのグループは、この洞察をさらに推し進めて、「一九七五年型日本食」を提唱し、動物実験によりその健康有益性を証明している。これは一九七五年頃に食べられていた献立の特徴を有した食事であり、その特徴はいろいろな食材を含む多様性、煮る・蒸すなどを優先する調理法、大豆製品、魚介類、海藻、きのこなどを中心としつつ適度な卵、乳製品、肉類といった食材構成、出汁と醤油やみそなどの発酵系調味料、そして一汁三菜という形式である

とされている。[※2]

しかし、私たちの食生活は個人の意思や選択だけではなく、社会の構造とも結びついている。一九七五年とは、漁業や水産業の構造、食品の流通や住宅設備、そして人々のワークライフバランスも大きく変わっている現在、どうすれば健康な日本食に戻れるのだろうか。

## 3　魚食に表れる食・健康・環境のつながり

### 土地との結びつきを失う魚食

亜熱帯から亜寒帯に伸びる日本列島には複数の魚類相があり、土地によって捕れる魚は変わる。従来、食べる魚とは捕れる魚であり、地域の食文化や愛着も、捕れる魚を通じて、その土地の生態系と接続していた。

しかしグローバルフードシステムの発達により、現在の魚食は土地との結びつきを失っている。平成期の三〇年間に限定してもその変化は顕著である。平成元（一九八九）年と平成三〇（二〇一八）年のまぐろ、ぶり、さけの一世帯一年あたりの鮮魚購入量を図に示す（図6-2）。この三種はとりわけ、スーパーマーケット型の流通に適した魚種である。平成の初めには東西で大きく差があったまぐろの購入量だが、平成の終わりになると全国的に家庭での購入量が減り、かつ、地域差がかなり縮まっている。さけも同じく、東日本の魚であったものが、今では全国的に購入量の多い魚種となった。ぶりはもともと日本海の魚であり、富山市と金沢市での購入が抜きんでて多かった。現在も両市での購入量は多いが、他の都市の購入量も増えており、かつてのような顕著な地域差をみることはできない。魚食文化は均質化しているといえる。

土地との結びつきの強さは、海から離れた地域においても魚介類の物語を生む。京都市内は海から遠いが、古くから若狭（福井県沿岸）で漁獲された魚が、塩をあてられ、山を越えて運ばれた。若狭と京を結ぶ道は現在でも鯖街道と呼ばれている。あるいは、長野県の松本や伊那では、正月の魚として塩ぶりを食べる習慣があるが、特に珍重されたのが岐阜県の飛騨地方を経由して運ばれたもので「飛騨ぶり」と呼ばれたという。飛騨地方は山中にあり、ぶりの山地ではないので、この名称は一見すると奇妙に見える。しかし飛騨地方は富山から信州への魚の通り道にあり、飛騨を経由することは他のルートよりも鮮度が良いことを意味していた（胡桃沢 二〇〇八）。現代においても、飛騨地方の人たちは富山沿岸とのつながりを強く自負している。「県庁所在地である岐阜市内より、飛騨市や高山市は刺身がおいしい」という声を何度も聞いたことがある。ほかにも山梨県の名産品であるアワビの煮貝や、沖縄県（琉球）の宮廷料理に用いられたコンブなど、その土地でとれないからこそ価値を持ち、物語を生んだ水産物は各地に数多くある。これらは簡単に手に入らないからこそ生まれた関係性であり、食の文化である。

土地との結びつきを失って世界中に流通することの問題点は、文化的なものだけではない。生産

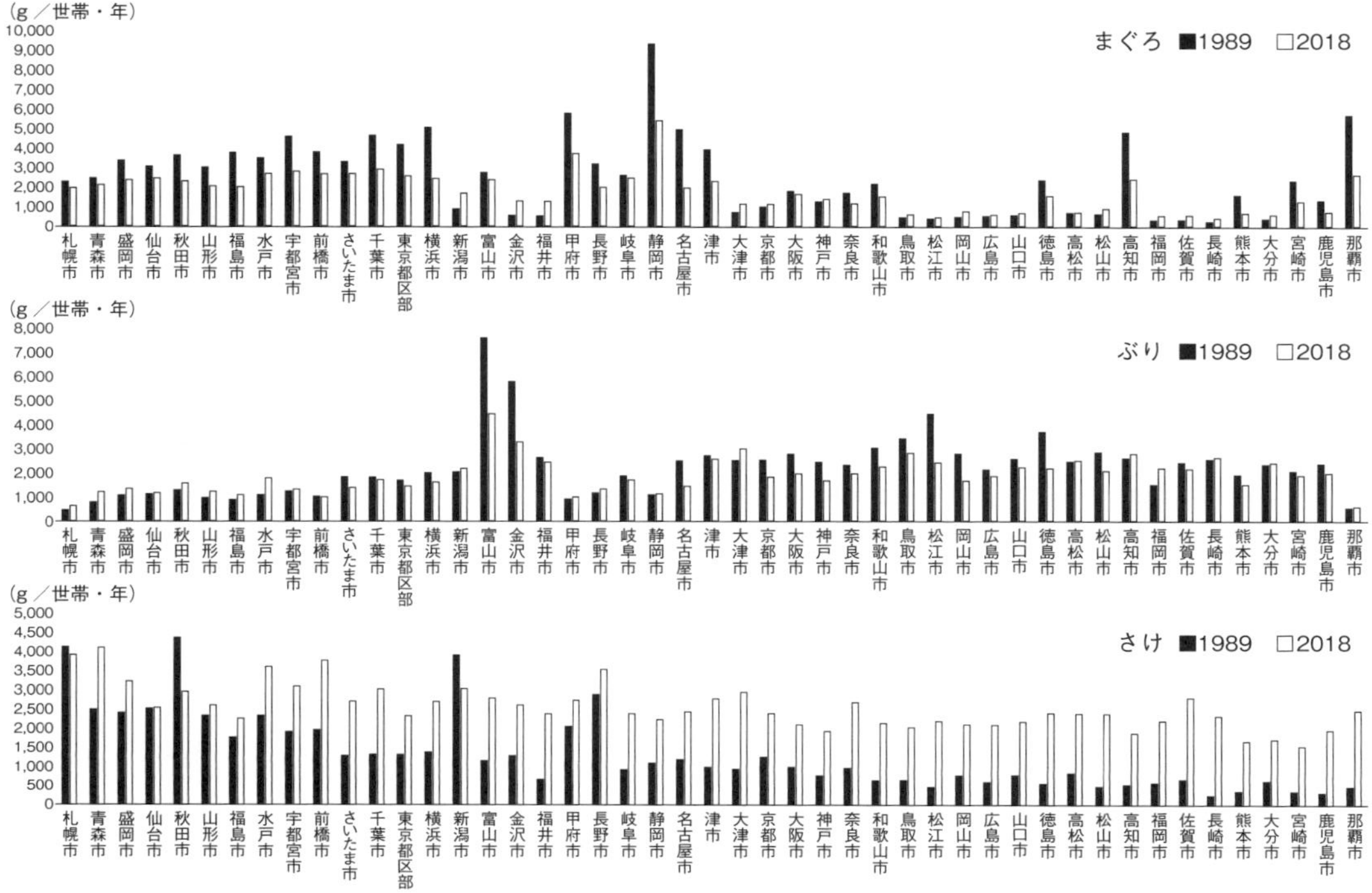


図6-2　一世帯一年あたりの鮮魚購入量の変化

出所）水産庁（2020）をもとに筆者作成。

と消費の関係が見えにくくなることも大きな問題だ。工業的農業生産と同様に、グローバルな流通システムに組み込まれたいわゆる『顔の見えない』大量生産型の漁業では、短期的な利益のみを追求することによって、環境や労働安全上の問題が生じやすい。沿岸から遠く離れた洋上で行われる漁業は、管理主体の責任が曖昧になりやすく、かつ監視の目が届きにくいため、農業よりも公的な管理を徹底することが難しい。世界の漁業資源が過剰利用状態にあるのも、長年積み重なってきた不適切な漁業活動の帰結といえる。

翻って養殖業は、工業的畜産と同じ問題を抱えている。餌の持続可能性については前述したが、その他にも、自然界にありえない密度で魚を飼うことに起因する海域の汚染や病虫害の発生、それらをコントロールするために投与される薬品や抗生物質が魚体に残存したり、抗薬剤耐性を持つ寄生虫や病原菌を発生させるなどの問題がある。南北格差をもとに、外国資本が途上国の沿岸域を養殖場として占有し、近隣住民を安価な労働者として搾取する問題もある。加えて、陸上動物に比べて飼育の歴史が短い魚類養殖では、養殖魚といえども野生魚とそれほど大きな違いがないため、いけすから逃避した魚が自然界の同種あるいは近縁な魚と交雑したり、寄生虫を持ち込むなどの問題もある。

しかし、飛騨ぶりの逸話が示すように、農産物と違って水産物は、元来が、広域で流通する産物である。そして、江戸末期に、日本に開国を促したペリーの来訪が、アメリカの捕鯨船の補給を求めてのものだったように、漁業活動は昔から国際的なものだ。水産物の流通について、グローバルな広域流通を否定し過ぎることはナンセンスだろう。とはいえ、大量生産、大量消費を促進するような行き過ぎたグローバル化はやはり、批判されなければならない。ではその際の基準はどこにあるのだろうか。

## 水産物の食品安全から見えてくる食・健康・環境

土地との結びつきの希薄化は、人間の健康、特に水産物の食品安全性にも関わってくる。水産食品には、寄生虫、微生物、自然毒、化学毒を原因とする食中毒がある。それぞれの代表的な事例を表に示す[※3]（表6-2）。

水産物の食中毒には、食と健康、環境の三すくみがみごとに現れる。

まず、微生物についてみてみよう。海洋中にある腸炎ビブリオという細菌は、激しい腹痛や下痢を引き起こす病原菌である。加熱すれば病原性は失われるが、刺身や寿司などの生食では一定のリスクがある。高い温度帯で増殖するため、夏に食中毒が起こりやすい。コールドチェーンが発達し、低温を保ったまま輸送することができるようになったことで発生件数は激減したものの、近年の温暖化傾向により被害の拡大が懸念されている。

「花見を過ぎると……」とか「Rのつく月は……」というかきを食べる時期に関する言い伝えは、産卵期で身がやせて質が落ちるということと共に、腸炎ビブリオに対する知恵でもあったと考えられる。しかし、ノロウイルスによるかきの食中毒は冬場に起こる。激しい腹部症状を引き起こすノ

表6-2　主な水産食品の食中毒原因

| 分類 | 原因 | 主な対象食品 |
|---|---|---|
| 微生物 | 腸炎ビブリオ | 生鮮魚介類 |
| | ノロウイルス | かきなどの二枚貝類 |
| 寄生虫 | 顎口虫 | ライギョ、ドジョウ、ナマズ、コイなどの生食 |
| | 肺吸虫 | サワガニ、モクズガニの生食 |
| | 日本海裂頭条虫 | さけ・ます類(特にサクラマス) |
| | アニサキス | さば類、いわし類、かつお類、さけ類、いか類 |
| 自然毒 | シガテラ毒 | バラハタ、バラフエダイ、イシガキダイ |
| | フグ毒 | トラフグ、クサフグ、ショウサイフグ、マフグ |
| 化学物質 | ヒスタミン | かつお類、まぐろ類、さば類 |
| | メチル水銀 | くじら類、キンメダイ、メカジキ、マカジキ |

出所）厚生労働省ウェブサイト、食品安全委員会ウェブサイトをもとに筆者作成。

ロウイルスは、冬の食中毒の主因のひとつであるが、原因となるウイルスを検出する方法がなく、長らく各地で原因不明の疾病として扱われてきた。電子顕微鏡を用いることで、一九七二年になってアメリカで初めてその存在が確認された。しかし、それ以降も実態の把握は難しく、分子生物学が発達して初めて、原因不明とされてきた嘔吐下痢症の多くが同じウイルスを原因とすることが明らかとなった。ノロウイルスという名称が確定したのは、二〇〇二年のことである。

冬季のノロウイルスによる食中毒のうち、かきなどの二枚貝が直接的な原因であるケースは、数%と多くはない。にもかかわらず、かきが注意すべき対象食品とされているのはその生態と食べ方に起因する。ノロウイルスには体内から環境中に放出されても活性を失いにくいという特徴がある。そのため、患者の排泄物に含まれたウイルスが、下水を介して沿岸域に流入するとその海域が汚染される。二枚貝類は、大量の水をろ過してプランクトンを捕食するため、その過程で、ノロウイルスを消化管内に蓄積することになる。二枚貝類でも加熱して食べるあさりは問題がない。またほたては生食されるが、食用となるのは筋肉部位だけだ。そのため内臓を含む部位を生食する可能性のあるかきが、もっぱらノロウイルスと関連して現れることになる。現在では生食用のかきについては、事前に水質が清浄であると確かめられた海域でのみ養殖されたり、収穫後に殺菌処理されるなどの対策が導入され、被害件数は低下している。

寄生虫はどうだろうか。伝統的に川魚の刺身に対する禁忌があるが、これは淡水魚には海水魚よりも危険性の高い寄生虫（顎口虫、肺吸虫など）があることを反映していると考えられる。同様にさけ・ます類の生食も禁忌とされてきたが、これも日本海裂頭条虫やアニサキスを避けるためである。寄生虫は加熱や凍結により死滅する。北海道のアイヌ民族の伝統料理である「ルイベ」は、一見、刺身のように見えるが、さけやますを凍らせてから薄切りにしたものであり、寄生虫に対する知識に裏打ちされた料理法といえるだろう。ところで、寄生虫は多くの場合、餌となる生物（オキアミなど）から魚に入り、最終的にくじらやあざらしなどの海生哺乳類に宿主を移す。そのため、生き餌を与えない養殖魚においては、寄生虫に感染する可能性が低い。現在食べられているサーモンの刺身や寿司は、養殖だからこそ実現できたものである。

アニサキスはさけ・ます類だけでなく、さば、いか、まぐろ、かつおなどにもよくみられる寄生虫である。このうちさば類もまた、伝統的には生食しない魚である。鮮度落ちが早いこともさることなから、アニサキスの危険性も考慮されていたと考えられる。しかし、福岡県では郷土料理としてさばの刺身がある。地域によって生食可能なのはなぜだろうか。

アニサキスは魚類の内臓に寄生するが、宿主である魚類が死亡し温度が上昇すると、筋肉中に移行する。人間が刺身を食べて感染する場合は、ほとんどがこの筋肉中に潜む生きたアニサキスを摂取することによるので、漁獲後すぐに調理する場合にはリスクが下がる。またアニサキスは目視できる大きさであるため、調理者が熟練していれば、調理時に取り除くことができる。さらに、近年の研究から、日本近海に生息する複数のアニサキス属のなかでも、主に太平洋側に多いアニサキス・シンプレックス（*A. simplex*）では、日本海側に多いアニサキス・ペグレフィ（*A. pegreffii*）に比べて筋肉中への移行が早く始まることが示唆されている（鈴木 二〇二〇）。福岡県に流通するさばはおそらく日本海（玄海灘）のものが多かったのではないだろうか。さばを生食する郷土料理は、漁場の近さや調理技術だけではなく、アニサキスの生態とも関わっていたと考えられる。とはいえ、水産物流通網の発達により、近頃は三陸沖で水揚げされたさばが、鮮魚で九州地域に流通することも可能となっているので、注意が必要だ。

また、二〇一八年に突如、全国で発生が増加したかつおのアニサキス食中毒について調査した研究からは、消費地はさまざまだが、原因となったかつおはすべて伊豆諸島の同一海域で漁獲されたことが示されている（鈴木 二〇二〇）。アニサキス症は、消費地や水揚げ地だけではなく、その魚がどこで生息していたかとも関連するのである。アニサキスをめぐるこの二つのエピソードは、土地との結びつきの希薄化が食品安全上のリスクを高めた例と解釈できるかもしれない。

かつおやまぐろ、さばはヒスタミン中毒の原因食品でもある。これらの魚種が筋肉中に多く含むヒスチジン（アミノ酸の一種）は、魚体が死亡すると、ヒスタミン産生菌によってヒスタミンに変わる。ヒスタミンを多く含む食品を食べると、じんましんなどのアレルギーに似た食中毒が起こる（山木・山﨑 二〇一九）。ヒスタミン産生菌の活動は温度が上がると盛んになるため温度管理が重要だが、厄介なことに、ヒスタミンの産生は冷凍すると停止するが、解凍して温度が上昇すると再開し、一度できたヒスタミンは加熱しても壊れない。そのため、漁場から食卓までを一気通貫した温度管理が必要になる。コールドチェーンの発達によりヒスタミン食中毒のリスクは物理的には下げられるはずだが、国際化した顔の見えない流通経路では、例えひとつの段階でさえ不適切な取り扱いが行われれば、リスクはたちまち跳ね上がる。追跡可能性があり、信頼できるサプライチェーンの構築が必要だ。

食中毒ではないが化学物質による水産物の食品安全問題にはメチル水銀もある。水俣病で知られるようにメチル水銀の過剰な蓄積は深刻な健康被害を引き起こす。通常、魚食を通じて私たちはメチル水銀を摂取しているが、食物連鎖の上位にあたる魚介類、例えばまぐろやキンメダイ、くじらなどには、生物濃縮のために他の魚介類よりも高濃度のメチル水銀が含まれていることがある。厚生労働省はこれらの魚の摂取に関して、特にリスクの高い妊婦を対象に注意喚起を行っている。[※4]

熱帯から亜熱帯でよくみられるシガテラは、世界で最も多く発生している魚介類食中毒症状である。消化器系、循環器系、神経系の症状が出るが、特徴的な症状は「ドライアイスセンセーション」と呼ばれる知覚異常で、水を触った時にドライアイスに触れたような衝撃を受けるという。魚自身が毒を産生するわけではなく、有毒な植物プランクトンを摂食することによって魚体が毒化する。日本では沖縄県や南九州におけるバラフエダイの食中毒が多かったが、地球温暖化のためか、近年は本州沿岸のイシガキダイでも発症事例があり、今後の拡大が懸念される（長島二〇一八）。

日本では魚介類の自然毒といえばふぐが最も著名だろう。ふぐ毒も、ふぐ自身が産生しているわけではなく、餌から取り込み、蓄積していることがわかっている。そのため無毒のふぐを作る養殖の試みも行われている。ふぐ毒は古くからその危険性が知られており、現在では国によって、食用できるふぐの種類、漁獲場所および部位が決められている。また飲食業でふぐを提供するためには、適切な調理の技術知識を有すると認められたふぐ調理師資格が必要である。食品安全の観点からすると、ふぐは最も社会的に管理された魚であるといえるかもしれない。

厚生労働省では一九七三年の局長通知「フグの衛生確保について」により、食べることができるふぐの種類、その部位などを詳しく定めている。しかし、その内容は単純ではなく、二一種類のふぐについて筋肉・皮（ヒレを含む）・精巣（白子）に分けて食用可否を定めた上に、いくつもの注が付いている。※5 例えば「岩手県越喜来湾および釜石湾ならびに宮城県雄勝湾で漁獲されるコモンフグおよびヒガンフグについては適用しない」という注があるが、これはこうした地域のコモンフグとヒガンフグがとりわけ猛毒であることが確かめられているからである。一方、ナシフグについては、その筋肉は「有明海、橘湾、香川県および岡山県の瀬戸内海域で漁獲されたもの」について、また精巣は「有明海、橘湾で漁獲され、長崎県が定める要領にもとづき処理されたもの」についてのみ、食用可能とされている。実は、ナシフグはもともと食用とされていたが、韓国からの輸入魚による食中毒が発生したことによって、全国で販売が禁止された。しかし、古くからの食文化を持つ長崎・熊本県および香川・岡山県において、毒性調査を行いその安全性を示した結果、海域を限定しての解禁となったのである（赤枝・野口 一九九六）。トップダウンの生物医学的価値観と、ボトムアップの地域食文化的価値観の衝突がここにみられる。

以上にみてきたように、水産食品の食中毒をめぐっては、経験的な知識が言い伝えや習わしとして残されていたり、地域の生態系と食文化の結びつきにより安全性が担保されている場合もあれば、近代生物医学的なアプローチで安全性が向上したケースもある。反面、近代的なフードシステムが状況を混乱させている部分もある。さらには遠く離れた海域の汚染や、地球規模での環境変動という、漁業者や消費者個人では制御できない課題とも深く関わっている。第5章で取り上げたラオスの魚の生食習慣にも、複雑な背景があった。そもそも、これほど食品安全上の問題があるのであれば、ふぐを食べなければいいし、魚介類を生食しなければいい。しかし、生物医学的にみて一定の危険があることが明白であって、当局が積極的な規制を行ってもなお、ふぐを食べなかったり魚介類の生食を避けたりすることは難しい。食という行為がいかに外側から簡単に変えられないかがよくわかる。そしてそれは、単に美味しいものを食べたいという欲求だけでなく、長く続いた習慣や地域への愛着、誇りともつながっている。
地球規模でみれば、無秩序な食の欲望が、環境を食いつぶし人の健康を損ねようとしている今、私たちはどう食とつきあっていけば良いのだろうか。魚食の複雑な内実について考えることは、より良い食について考える際のヒントを与えてくれるだろう。

注

※1 朝日新聞二〇二一年七月二日には「おうちで魚、需要大漁――一世帯あたりの購入量、一八年ぶり増」という記事が掲載されている。

※2 東北大学記者発表資料「健康的な日本食の健康有益性を検証――一九七五年の特徴を有した健康的日本食のヒト介入試験より」より。二〇一六年九月一二日。https://www.tohoku.ac.jp/japanese/newimg/pressimg/tohokuuniv-press20160912_01web.pdf（最終閲覧二〇二二年一月二〇日）。

※3 食中毒の原因とその対応については、厚生労働省ウェブサイトに詳しい。https://www.mhlw.go.jp/stf/seisakunitsuite/bunya/kenkou_iryou/shokuhin/syokuchu/index.html（最終閲覧二〇二二年一月二〇日）。

※4 詳しくは厚生労働省ウェブサイト「魚介類に含まれる水銀について」を参照されたい。https://www.mhlw.go.jp/topics/bukyoku/iyaku/syoku-anzen/suigin/（最終閲覧二〇二二年一月二〇日）

※5 「フグの衛生確保について」（昭和五八年一二月二日厚生労働省環境衛生局長通知）に付属する別表一「処理等により人の健康を損なうおそれがないと認められるフグの種類及び部位」に詳細が定められている。

https://www.mhlw.go.jp/file/06-Seisakujouhou-11130500-Shokuhinanzenbu/0000191115.pdf（最終閲覧二〇二二年一月二〇日）。

## 参考文献

赤枝宏・野口玉雄　一九九六「日本産ナシフグの毒性ならびに中毒アンケート調査」『日本水産学会誌』六二（六）：九四二―九四三。

市田知子　一九九五「生活改善普及事業の理念と展開」『農業綜合研究』四九（二）：一―一五一。

勝川俊雄　二〇二〇『最新漁業の動向とカラクリがよ～くわかる本――業界人、就職、転職に役立つ情報満載』秀和システム。

胡桃沢勘司　二〇〇八「ブリの街道」『水の文化』二九：三〇―三一。

水産庁　二〇〇九『平成二〇年度　水産白書』。

水産庁　二〇一三『平成二四年度　水産白書』。

水産庁　二〇二〇『令和元年度　水産白書』。

鈴木淳　二〇二〇「アニサキスによる食中毒とその原因食品」『日本食品微生物学会雑誌』三七（三）：一一二―一一五。

丹下博文　二〇一三「物流・ロジスティクスの社会性に関する研究――コールドチェーン（低温物流）に焦点を当てて」『経営管理研究所紀要』二〇：八九―一〇二。

長島裕二　二〇一八「広がる海洋生物の毒」『Ocean Newsletter』四三五。https://www.spf.org/opri/newsletter/435_3.html（最終閲覧二〇二二年三月二日）

農林水産省　二〇一四『Aff（あふ）』二〇一四年一月号。https://www.maff.go.jp/j/pr/aff/index_1401.html（最

終閲覧二〇二二年三月二日）
農林水産奨励会　一九九四『「魚で寿命は延びる！」――科学が示す私たちの食生活と健康・長寿：フォーラム』。
濱田武士　二〇一七『図解　知識ゼロからの現代漁業入門』家の光協会。
肥後温子　二〇二〇「調理機器の変遷と調理性能の向上」『日本食生活学会誌』三〇（四）：一九一―二〇〇。
福島好和　一九七一「古代諸国貢納水産物の分布について」『人文地理』二三（五）：四九五―五二五。
藤本健四郎　二〇〇六「魚の脂質の特徴と食品機能」『日本調理科学会誌』三九（五）：二七一―二七六。
ホプソン、ネイスン　二〇二〇「栄養指導車（キッチンカー）――アメリカ農産物と戦後日本の食生活変遷」『JunCture――超域的日本文化研究』一一：三〇―四五。
山木将悟・山﨑浩司　二〇一九「水産物におけるヒスタミン食中毒とヒスタミン生成菌」『日本食品微生物学会雑誌』三六（二）：七五―八三。
Bang, H. O., Dyerberg, J., and Hjørne, N. 1976. The Composition of Food Consumed by Greenland Eskimos. *Acta Medica Scandinavica* 200(1-6): 69-73.
Bang, H. O., Dyerberg, J. and Nielsen, A. B. 1971. Plasma Lipid and Lipoprotein Pattern in Greenlandic West-coast Eskimos. *The Lancet* 297(7710): 1143-1146.
Dyerberg, J., Bang, H. O., Stoffersen, E., Moncada, S., and Vane, J. R. 1978. Eicosapentaenoic Acid and Prevention of Thrombosis and Atherosclerosis? *the Lancet* 312(8081): 117-119.
Europian Union 2014. Infographics-Blue Growth-Maritime Affairs-European Commission. https://ec.europa.eu/assets/mare/infographics/（最終閲覧二〇二二年三月二日）
FAO 2020. The State of World Fisheries and Aquaculture 2020: Sustainability in action. FAO.
Tsugane, S. 2021. Why Has Japan Become the World's Most Long-lived Country: Insights from a Food and

Nutrition Perspective. *European Journal of Clinical Nutrition* 75(6): 921-928.

Wakai, K., Ito, Y., Kojima, M., Tokudome, S., Ozasa, K., Inaba, Y., Yagyu, K. and Tamakoshi, A. 2005. Intake Frequency of Fish and Serum Levels of Long-chain n-3 Fatty Acids: A Cross-sectional Study within the Japan Collaborative Cohort Study. *Journal of Epidemiology* 15(6): 211-218.

Yamagishi, K., Iso, H., Date, C., Fukui, M., Wakai, K., Kikuchi, S., Inaba, Y., Tanabe, N., Tamakoshi, A. and Japan Collaborative Cohort Study for Evaluation of Cancer Risk Study Group 2008. Fish, Omega-3 Polyunsaturated Fatty Acids, and Mortality from Cardiovascular Diseases in a Nationwide Community-based Cohort of Japanese Men and Women the JACC（Japan Collaborative Cohort Study for Evaluation of Cancer Risk） Study. *Journal of the American College of Cardiology* 52(12): 988-996.

第7章

# 人新世を生きるための新しい健康観

ハイン・マレー、田村典江
（小林優子訳）

## 1　食・健康・環境のトリレンマ

食べものとは私たち人間が「食べるモノ」ではあるが、私たちが生活を送る上で必要とするその他のモノとは根本的に異なっている。これは、私たちが自分が口にする食べものについて自問してみれば明らかになる。例えば私たちは、「その食べものがどこから来たのか?」と問うだろう。あるいは、「誰が作ったのか?」「私にとって良いものなのか?」という問いもある。また、さらに踏み込むと、より複雑で倫理的な質問も浮かび上がってくる。「この食べものの生産と輸送は環境にどのような影響があるのだろうか?」「生産者たちは適正な賃金や対価を得ているのだろうか?」「この食べものの生産過程は動物に苦痛を与えていないだろうか?」……といったように。

なぜ食べものはこのように特異な存在なのだろう。ひとつは私たちがそれを「食べる」からだ。食べるという行為を通じて、私たちは食べものを体内に取り込む。どのような食べものもその源まで さかのぼれば、自然によって育まれたものといえる。したがって、食べものは自然と人体をつなぐ存在なのである。食べるという行為を通じて、自然の健全さと人間の健康はつながっている。

食べものはまた、「モノ」という存在に留まらず、私たちを他の人々やより広い世界とつなげる絡み合ったひとつながりの関係性として捉えることもできる。ある哲学者の言葉を借りれば、食べものとは「権力、出来事、制度などの能動的かつ多方向のネットワーク」(Szymanski 2017: 8) なのである。

食べものはまた、深く文化的な現象であると表現することもできる。私たちが何を食べられるとみなすか、どのように食べるか、誰と食べるかといった事柄は、すべて文化的背景に依存している。食べものは個人をつなぐ。と同時に、個人の食べるという営みが時間をかけて積み重なり折り重なることで、社会や歴史のパターンが編み出される。

本書ではまず、人類の健康について、特に感染症という切り口から長期的な歴史的パターンを概説した。農耕が始まる以前、人類は狩猟採集民として小集団で生活していたため、急性感染症は大流行するに至らず、その前に「燃えつき」るのが常であった。また、狩猟採集民は多様性の高い食生活を送っていたため、強靭な免疫システムを持ち、病原体を撃退することができた。

しかし、人間の営みのなかに農耕が現れ、定住が始まると、第一次疫学転換なるものが生じる。食の多様性が失われていったことに加えて、家畜との近接した生活が始まったことにより、人間の暮らしは病原体に曝されるようになった。また、人間集団の規模が大きくなったことは、いくつかの感染症の存続を可能にし、それらはやがて、疫病として猛威を振るうようになった。

約一万年の間、急性感染症は人類、特に生まれてまもない乳幼児の健康を脅かす存在として君臨した。一九世紀に入ると、第二次疫学転換がヨーロッパで起こる。工業化の進展は、当初は、都市部の人口密度を高めたことで、人々の健康状態の悪化につながったと考えられるが、やがて、都市の公衆衛生環境が整い、栄養状態がいくらか改善されると、死亡率は低下し始めた。同様の傾向は第二次世界大戦以降、発展途上国でもみられた。

続いて予防接種や抗生物質の普及といった医学の大きな進歩が、さらなる改善に一役買った。死亡率の低下に続いて同様に出生率も低下しているが、両者の間にかなりのタイムラグがあったため、世界の人口は急速に増加の一途を辿っている。

急増する世界人口に栄養のある食べものを十分に供給することは容易ではなかったが、概して農産物の生産は世界の人口増加に後れを取ることはなかった。このような食料増産を可能にしたのは、農業の工業化の進展と緑の革命に負うところが大きい。緑の革命によって、十分な水と養分が供給されるという条件下で、従来に比べてはるかに生産性の高い作物品種が次々と開発された。工業型農業は、大量生産を目標として、農薬や化学肥料の多用、生産の機械化、農場経営の規模拡大などを進めてきたが、品種改良の発展により、特定の栽培品種への集中も進んでいる。

工業型農業の頂点に君臨するのが、カリフォルニア州セントラルバレーや南米ラプラタ川流域にみられる農業システムである。それぞれ世界のナッツ、大豆生産の大半を担っている。アジアにおいては、インドネシアとマレーシアの大規模なアブラヤシ農園がその典型といえるだろう。これらの農業地域では、まさに「工場」のように、単一品種が整然と大量に栽培されている。

一方、畜産業ではいわゆるメガファームが世界各地に誕生している。効率的なメガファームでは通常、屋内施設で高密度に牛や豚やニワトリが飼育されている。飼育される動物たちは、短期間に目覚ましいスピードで成長するように改良された品種であり、健康管理と生産性向上のために、各種の薬品、ビタミン、ホルモンなどが与えられている。そして、餌の大半はトウモロコシや大豆といったカロリーの高い飼料であり、多くが国外の大規模な農場、すなわち工業型農業からやってくる。こうして、世界を覆うひとつながりの超効率的・大量生産型のフードシステムが成立している。

このようにグローバルなフードシステムが環境に与える影響は計り知れない。森林の伐採、地下水・表流水の枯渇、河川や海の富栄養化、農薬汚染、温室効果ガスの排出、農業の生物多様性の損失など、挙げればきりがない。第3章では、動物が媒介するウイルスや病原菌の伝播について、媒介する動物の自然における生息地が消失したり劣化したりという状況が原因のひとつにあることを述べた。自然の劣化は、大量の野生動物や家畜を移動させる経済システムと相まって、人獣共通感染症の発生リスク増加に寄与している。畜産業の発展は、人間と野生動物とが境目がなく触れ合った状態を保ちつつ、閉鎖空間や裏庭で大量の動物を飼育することにを促進し、新たな感染症発生の温床となっている。また、成長促進剤として抗生物質が日常的に乱用されていることは、病原菌やウイルスの薬剤への耐性につながり、最終的には多くの抗生物質の効果がなくなっている。

第5章では、もっと小規模な例として、ラオスにおける農業インフラの拡大によって、タイ肝吸虫を媒介する巻貝の生息地も拡大されたことで、同地域での肝臓がんの非常に高い発症率につながっていることを紹介した。この事例研究から、感染症対策における食文化の理解の重要性も明らかとなった。理論的には、生魚や部分加工した発酵魚を食べる習慣をやめれば、タイ肝吸虫の感染サイクルを簡単に食い止めることができる。しかし、実際には、そのような食習慣を変えることは実に困難なのだ。

また第6章では、魚の国としての日本の魚食文化が二〇世紀後半から土地との結びつきを失いつつあり、その結果として、地域の魚食文化が均質化するとともに、多種多様な健康リスクが高まっていることを示した。また、大規模な魚類養殖は畜産業以上に環境に大きな負の影響を及ぼしており、決して魚食が肉食よりヘルシーとはいえない。

これらの事例が示唆するように、自然の生態系の破壊は、食や農の営みを介して人間の健康の破壊にもつながる。食のシステムが環境を破壊し、破壊された環境が人間の健康に害をなすのである。

工業型農業とグローバリゼーションの結合は、世界をつなぎ合わせたひとつの巨大なフードシステムを出現させた。世界的な経済成長は、人々の食の嗜好にも影響し、食文化の均質化やグローバル化も進んだ。これらの結果、食生活の根本的な転換が世界全体で生じている。世界中で、人々はより多くの肉、より多くの脂質、より多くの砂糖、そしてより高度に加工された食品を食べるようになっている。先進国だけではなく、新興国や途上国でも同様の傾向がみられる。こうした転換は食の西洋化の一環ともいえよう。

食のパターンの変化は、サプライチェーンの変容だけでなく、社会の変化とも関係している。工業化が進むと一次産業から二次産業、三次産業へと人々の職業は変わる。その結果、住む場所が都市に集中し、時間に追われた暮らしをするようになる。慌ただしい生活のなかで、買い物をして家庭調理する習慣を維持することは難しい。便利な調理済食品やファストフードが世界中で人々の食卓に浸透している。

人々の職業が変化すると、労働の肉体強度も変化する。加えて都市での暮らしは、労働だけでなく、交通、レジャーのいずれにおいても、農山漁村での暮らしにくらべて運動量が少なくなりがちである。この慢性的な運動量の減少と、食のパターンの転換によって、世界中で肥満、心血管疾患、糖尿病を発症する可能性が増加している。

ここに食・健康・環境のトリレンマ《三すくみ》と、そこから生まれる悪循環を見出すことができる。過栄養を引き起こす健康に良くない食生活は、環境の持続可能性を損なうような食料生産・流通構造によって実現されている。そして、食料生産が増加しているにもかかわらず、いまだ何億人もの人々が、飢えに苦しみ、栄養価の高い食べものにアクセスできない状態にある。いま、世界では食の過剰な生産・消費と絶対的な飢餓が同時に生じているのだ。

## 2　プラネタリー・バウンダリーと人新世

ここまで、疫学転換という枠組みを切り口として、社会の全般的な変化と健康の歴史のパターンの変容に触れてきた。二〇世紀後半に世界中で食習慣を変化させた食生活の転換（栄養転換）もパターンの変容のひとつである。その一方で、食・健康・環境のトリレンマのつながりを模索するために、アマゾンや水俣の水銀中毒、ラオスのタイ肝吸虫症、マレーシアのニパウイルスなど、生態系の変化によって地域の人々の健康が直接影響を受けるという、ローカルな現象についても検証してきた。では、この両者はどうつながるのだろうか。

ここ数十年の間に、人間社会が地球レベルでつながっていること、そして、人間の経済活動が総体として地球レベルの環境負荷を引き起こしていることについて、社会的な意識が急速に高まってきている。いまや気候変動に言及する際には「危機（Crisis）」という言葉が日常的に使われている。誰も気候変動を単なる環境の問題、つまり人間の社会経済活動と関係のない問題とは捉えていない。世界のリーダーたちは気候変動に関するサミットを定期的に開催し、地球温暖化対策を講じてきた。研究においても、地球環境と人間社会の未来に関わる問題を総合的に扱う分野として、「地球環境変動研究」や「サステイナビリティ学（持続可能性科学）」という分野が新たに誕生している。

このような風潮のなかで、最近特に目覚ましい影響力を持つようになったのが「人新世」というメタナラティブ（大きな物語）である。[※1]

人新世というナラティブの核には、地球全体が統合されたシステムを形成しており、数多くの連動した自然プロセスによってその安定性が維持されているが、人間活動の介入の蓄積によって、その自然のプロセスが不可逆的な影響を受けつつあるという考え方がある。

スウェーデンのストックホルム・レジリエンス・センターに所属する研究者グループは、地球システムを構成する九つの自然プロセスを特定し、各プロセスの数値指標と閾値を特定した。自然プロセスのなかには気候変動、海洋酸性化、窒素・リン循環、生物多様性の損失、淡水利用などが含まれている。

ひとつでもあるプロセスにおいて、閾値を超えてしまうと、大陸レベルまたは地球レベルでの急激な環境変化が引き起こされる可能性が高い。研究者らは、これらの閾値を「プラネタリー・バウンダリー（地球の限界）」と呼び、地球の破滅を回避するには、九つの自然プロセスのそれぞれが限界の範囲内に留まる必要があると主張している。そして、ひとつでも閾値を越えてしまえば、地球システムの絶妙なバランスが崩れ、劇的に不安定な状態へと転換してしまうきっかけになりうると論じている。つまり、プラネタリー・バウンダリーは地球システムにとっての限界であると同時に、人類文明にとって「安全な活動領域」の限界を示すのである。

しかしながら現在までの研究の結果からは、すでに気候変動、生物多様性の損失、リン・窒素循環という三つのプロセスについて、すでに人間活動が限界を超えてしまった可能性が示唆されている。

自然のプロセスはいったいどのようにして閾値を超えるに至ったのだろうか。人新世の根幹をなすもうひとつの概念である「グレート・アクセラレーション（Great Acceleration：大加速）」は、地球上で起きているプロセスの並外れた変化に注意を促す。

世界人口、世界のＧＤＰ（およびその成長率）、エネルギー消費量などの社会経済的変化に関するデータと、大気中の温室効果ガス濃度、海洋酸性化、生態系の劣化などの地球システムの変化に関するデータについて、横軸を時間とし縦軸を変化量とするグラフをみてみよう（図7－1、7－2）。それぞれは異なる内容を表しているにもかかわらず、ほぼすべての項目において一七五〇年頃の産

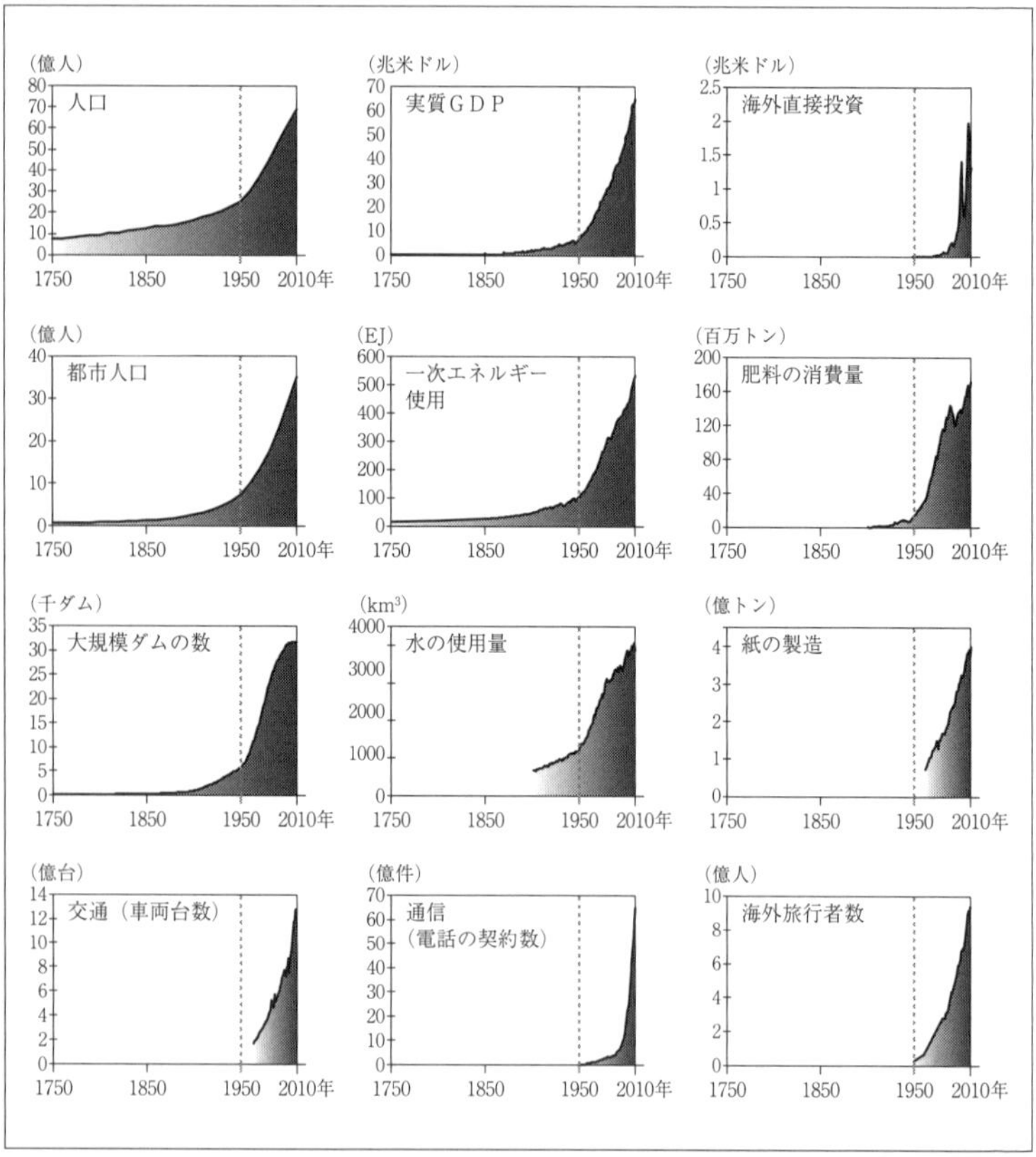


**図7-1　1750～2010年の社会経済的発展に関する指標の推移**

注）「交通（車両台数）」：1963年から1999年のデータには、乗用車、バス、貨物自動車、二輪車などに加え、馬車、トラクターなども含まれている。

出所）Steffen et al.（2015）をもとに筆者作成。

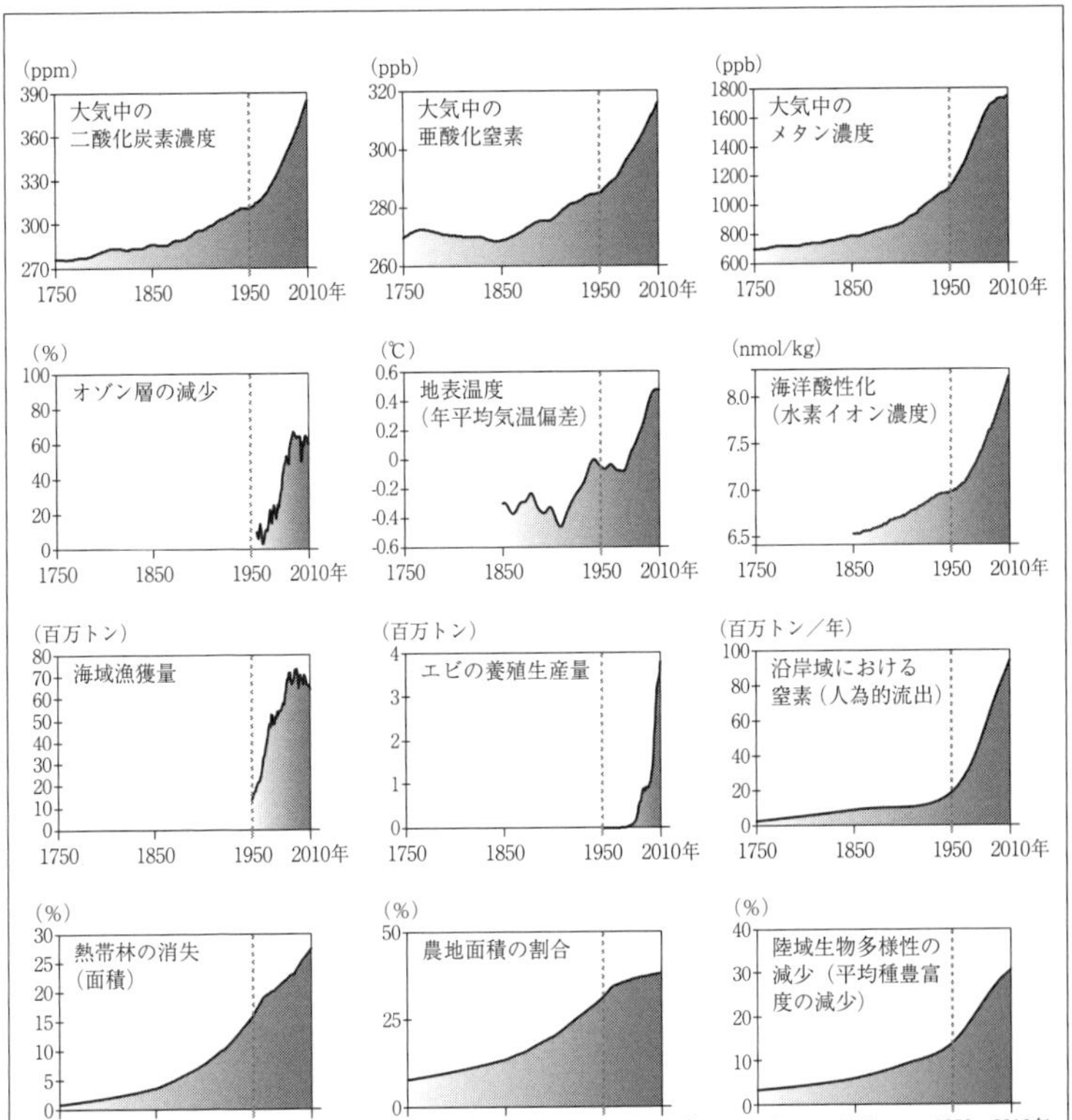


**図7-2　1750〜2010年の地球システムの変化に関する指標の推移**

注)「エビの養殖生産量」: 世界全体の養殖エビ生産量(25種類の養殖エビの合計)は、沿岸地域の改変度合いの代理変数である。

「農地面積の割合」: 総土地面積に占める、耕作地や牧草地などの農地面積の増加。

出所) Steffen et al. (2015) をもとに筆者作成。

業革命の時代から徐々に数値が高くなり、第二次世界大戦後に急激に高まるという傾向がみられる。つまり、社会経済システムと地球システムの双方が、類似した時間軸で加速(アクセラレーション)しているのである。グレート・アクセラレーションの枠組みでは、人間活動と生態系の変化の間に類似性がみられ、一定の因果関係があると推定されること、また、その変化の規模がかつてないほど大きいことが強調されている。

プラネタリー・バウンダリーとグレート・アクセラレーションから導かれるのが「人新世(アンソロポシーン)」というメタナラティブである。

過去一万一〇〇〇年という期間において、地球は農業のような食料生産システムの場となって、人間社会の繁栄を支えてきた。地質年代では完新世と呼ばれるこの時代は、比較的温暖で安定した気候を特徴としており、この気候が農耕文明の繁栄の基盤となったと考えられる。しかしながら、完新世を通じて繰り返し行われてきた自然環境への人為的な介入が、ついに一定の域に達し、地球の生態系全体を変化させる主要な要因となっている、とみなすのが人新世の基本的な考え方である。

つまり、ついに人類が地球システム全体の変化をもたらす存在となったのである。人間活動の蓄積が、人類文明の勃興を可能にした完新世を終焉させ、新しい地質時代の幕開けとなったと考えられている。想像してみよう。例えば一〇〇万年後の未来の地質学者が、地球上の岩石や堆積物を調べた時、産業革命以降の地層にはそれまでになかった何らかの根本的な変化を発見するだろう。それは例えば蒸気機関のような複雑な機械の出現かもしれないし、あるいはプラスチックの出現かもしれない。

人新世の開始時期については、産業革命とする説と、第二次世界大戦後を有力視する説とがあり、議論は現在も続いている。しかし、いずれの説においても、研究者たちが、人間や社会の生存圏としての地球が深刻な危機に瀕していると警鐘を鳴らしていることには変わりがない。プラネタリー・バウンダリー、グレート・アクセラレーション、人新世という三つの概念のセットは、いかに私たちの地球が危うい状況にあるかについて強烈な警告を発している。

もちろん、これらの概念には批判もある。特に考慮すべき批判としては、「人類」が地球システムを変化させているという主張に対する疑義がある。環境変化のほとんどは、人類全体ではなくそのごく一部、つまり裕福な層によってもたらされている。多くの場合、貧困層に区分される人々の生活は、気候変動に大きく寄与するような行動、例えば頻繁に飛行機に乗ったり、自家用車を乗り回したり、冷暖房が完備されなにもかもが電化された快適な住宅に住んだり、海外から取り寄せた珍しい食品を飲んだり食べたりという営みとは縁遠い。むしろ、豪雨災害や異常な熱波や寒波によって野宿者の命が失われるなど、貧困にあえぐ人々ほど不当に環境被害の重荷を背負わされている傾向がある。私たちは人間活動による地球環境へのインパクトを軽減するべきだが、その負担をどう分け合うか、誰がそのための代償をたくさん支払うべきかという倫理的な問題は常についてまわる。

同じような、しかし少し違った観点から、イギリスの経済学者であるケイト・ラワースが主張するドーナツ経済学を紹介したい。ラワースは、人間社会が持続していくためには、プラネタリー・

バウンダリーが示すような、地球システムを破綻させない「安全な空間」だけでは不十分で、すべての人が人間らしく生活できるための「公正な空間」も同様に必要であると主張する。そして、ドーナツのような二重の円を描き、人間社会はその間、すなわちプラネタリー・バウンダリーを天井としつつ、公正な空間を床とする二重の境界に挟まれた領域で営まれるよう留意すべきだと論じる。そして、人間活動をこのドーナツのなかで均衡させるような「ドーナツ経済学」を提唱している。「公正な空間」についてラワースは、国連持続可能な開発目標（ＳＤＧｓ）における社会基盤の一二の側面によって定義する。ここには男女平等、社会的公正、教育、住まい、健康などが含まれており、それぞれについて、目指すべき目標が定められている。つまり、ドーナツのなかに収まる望ましい私たちの暮らしとは、環境の限界を上回らず、公正な社会的基準を下回らないものなのだ。

## 3　プラネタリー・ヘルス

第４章では、時代や文化に紐づいた独自の健康観があること、二〇世紀後半には、人間の健康を生態系のなかに位置付け、その生態系の「健康（健全性）」も考慮した生態学的健康観が形成されたことを概観してきた。そのような健康観を概念化したものがエコヘルスであり、さまざまな研究や実践を緩やかに包括するアプローチとして用いられてきた。

エコヘルスは健康と生態系に関する複数の異なる見解をまとめ、共通言語を見出そうとしたが、これは容易なことではなかった。しばらく前から、エコヘルス学会とエコヘルス誌は、ワンヘルス運動（第3章を参照）に場を提供しようと奮闘していた。この二つの「姉妹運動」には数多くの共通点があり、共同大会が開催され、二〇一二年のエコヘルス誌では「ワンヘルス」がキーワードとして表紙を飾った。しかし、数年後、『ワンヘルス（One Health）』誌が別途創刊され、二つの運動は別々の道を歩むこととなった。

その一方で、近年、「プラネタリー・ヘルス（地球の健康）」という新しい概念が誕生している。プラネタリー・ヘルス・アライアンス（Planetary Health Alliance: PHA）が発足し、大会が開催されたほか、シドニー大学にプラネタリー・ヘルス学の教授ポストが創設されたり、国際的な学術研究誌として『ランセット・プラネタリー・ヘルス（The Lancet Planetary Health）』誌が創刊されたりするなど、その概念は急速に広まりつつあるようである。

では、プラネタリー・ヘルスにはどのような特色があるのだろうか。プラネタリー・ヘルスという文脈で盛んに研究されているテーマのひとつに、近年、科学的にも社会的にも注目されている大気汚染の健康影響、特にＰＭ2.5が健康に与える深刻で大規模な影響に対する懸念がある。例えば、二〇一八年にＷＨＯは世界で初となる「大気汚染と健康国際会議」を開催したが、当時の事務局長は「大気汚染は人類にとって新たなタバコである」と指摘し、大気汚染がいかに人々の健康を損ね、死亡率を高めているかについて指摘した。このような被害が広範で、かつ因果関係のはっきりしない健康問題について、システム分析のアプローチを通じて、その関係性を解きほぐそうという姿勢は、エコヘルス研究の延長線上にあるものとみなすことができる。
その反面、プラネタリー・ヘルスは、前述の「人新世」の考え方に明確にもとづくものであり、ローカルよりもグローバルなシステムを意識しているという意味においては、「エコヘルス」とは一線を画しているともいえる。

国際的な医学雑誌「The Lancet」は、特に積極的にプラネタリー・ヘルスの概念を推し広めてきたが、ロックフェラー財団とともにその推進・普及活動を行う委員会「プラネタリー・ヘルス委員会（Rockefeller Foundation-Lancet Commission on Planetary Health）」を組織し、その報告書のなかで、健康を「グレート・アクセラレーション」の枠組みのなかに位置付けている。それによれば、二〇世紀半ば以降、国民の健康状態を示す平均寿命が飛躍的に伸びた一方で、生態系に関する指標は悪化の一途を辿っていることが指摘されている。こうした明白な矛盾、あるいは負の相関関係は、自然環境の搾取によってもたらされる健康へのプラスの影響と、その環境の悪化によってもたらされる健康へのマイナスの影響との間にタイムラグが存在していることで説明できるだろう。言い換えれば、現在の健康の増進は、将来世代の健康を犠牲にして達成されている可能性がある。そこで委員会は、プラネタリー・ヘルスの定義を、次のように提案している。

「私たちの定義するプラネタリー・ヘルスとは、人類の未来を形作る政治的、経済的、社会的な人間システムと、人類が繁栄できる安全な環境の限界を設定する地球の自然システムに賢明に注意を払い、世界中で到達可能な最高水準の健康、ウェルビーイング、公平性を達成することである。簡単にいえば、プラネタリー・ヘルスとは、人類文明の健康と、その文明が依存する自然システムの状態のことである」（Whitmee et al. 2015）。

この定義は、その野心的な部分で、第4章で触れたＷＨＯの健康の定義を彷彿とさせる。しかし、人間の健康の前提として、地球全体のウェルビーイングを包含するように健康の定義の領域を拡大している点は特徴的だ。また、注視すべきは、将来世代の健康のために、現在ある人間のシステムがきわめて重要であるとしている点である。

人間活動は、その地域の生態系の健全性を脅かすだけでなく、地球システム全体を危険に曝しうる。そして、生態系の地域的・地球的レベルでの劣化は、さらに新たな健康リスクを生じさせる。これは、ループまたは悪循環と捉えることができるだろう。健康を含む人間のウェルビーイングの向上を追求することは、地球規模での生態系の劣化を引き起こしかねないが、生態系の劣化が生じれば、それは健康への悪影響として舞い戻ってくる。そして健康への悪影響を食い止めるための活動は、生態系への影響をさらに悪化させるといった悪循環が繰り返されていくのである。いわば、人間個人の行動と地球の状態を結びつけることで、プラネタリー・ヘルスは宇宙論的な健康観を提供していると捉えることもできる。

## 4　プラネタリー・ヘルスと食

ここで、食というモチーフを用いることで、前述の議論をより具体的なレベルに落とし込むことができる。国の補助金によって支えられている工業型農業の食料生産システムは、気候変動の引き金となり、自然の生態系と生物多様性にとって深刻な脅威となり、パンデミックや抗薬剤耐性を持つ病原菌の温床となり、さらには化学汚染の源にもなっている。消費者の主な食品の入手先はスーパーマーケットであるが、その商品は多国籍大企業が支配するグローバル化されたサプライチェーン・ネットワークを経由して供給されている。グローバル化された流通システムは高度に加工された食品やファストフード、清涼飲料水などを著しく低価格で提供することを可能にする。また多くの資金を投じて広告宣伝を行うことができる。これらの価格破壊と広告宣伝は、消費者の好みに影響を及ぼし、生活習慣病のパンデミック化を引き起こすような食生活を蔓延させる。

人口動態、疫学、そして栄養と、市場における一連の転換によって、厄介な問題ががんじがらめになってしまっている。こうした現状からの真の転換は是が非でも必要だ。農家は農薬の使用量を減らし、流通業者はより持続可能な方法で生産された商品を調達し、スーパーマーケットは包装を削減し、消費者は自分の買い物が環境や健康に与える影響について知識を深めるなど、個々のアクターにはこの転換を達成するために行動を変える力が十分にあり、なにしろ変えていかなければならない。実際、プラネタリー・ヘルス研究では、食が持つ役割に注目しており「プラネタリー・ヘルス・ダイエット（地球の健康のための食生活）」という具体的な提案も示されている。食事の半分を野菜とし、豆類やナッツ類などの植物由来のタンパク質と、精製されていない穀物の摂取量を増やし、そして肉と乳製品を減らすことが、プラネタリー・ヘルス・ダイエットの基本的な提案だ。

このように具体的な取り組み目標が掲げられているにもかかわらず、持続可能で健康的なフードシステムへの転換が簡単でないのは、あらゆる構成要素が同時に動かなければならないからだ。したがって、研究と実践の双方は、補助金、税制、政府のガイドライン、企業の持続可能性戦略などのみに的を絞るのではなく、食・健康・環境のトリレンマに関連する意識、国民的な議論、価値観に変革をもたらす必要がある。この点で、プラネタリー・ヘルスのナラティブは、危機に瀕している事柄の大きさを常に思い起こさせる役割を果たすだろう。

同時に、エコヘルス・アプローチで強調されるような、地域ごとに文脈に沿った多種多様な健康があるという経験は、グローバルな視点を補完し、行動に移すためのとば口となりうる。健康を地域の生態系に組み込んで描くことができれば、人間の健康を導く自然との建設的なつながりを特定できるかもしれないし、人々にとっては人間の活動に一定の制限が存在することを受け入れやすくなるかもしれない。持続可能な食に関する議論において広まった充足性（sufficiency）という概念が、クリエイティブな指針を与える可能性もある。第6章で紹介したように、日本では現代の豪華な食卓から、より質素な一九七〇年代の日本食に回帰することが健康と持続可能性に役立つという議論もある。

経済の成長は私たちの食卓を豊かにし、より多くの幸福を運んできた。しかし、人々の幸福度の成長は一定の所得水準に達するとフラットになるという研究結果も一方にある。経済の成長と幸福度が永遠に相関するのでなければ、永遠の経済成長は不要ではないだろうか。むしろ、幸福とは何かという議論の中心にウェルビーイングを据えることで、健康や地球という観点から真に重要なことが浮かび上がってくるだろう。

美味しいものや珍しいものを食べることは、喜びであり、幸福だが、それによって地球が壊れるとしたらどうだろうか。あなたの若い友人たちや、子どもや孫の世代が楽しめたはずの豊かな自然を食いつぶしているとしたらどうだろうか。何より、人類は多くの感染症や疾患を克服したにもかかわらず、食の大量生産・大量消費のシステムを通じて、肥満と生活習慣病を世界中にまき散らし、そして再び感染症の危機を拡大させていることについて、どう思うだろうか。

人新世において、私たちが目指す健康とは、個人の身体的健康にのみ着目した部分最適の健康ではない。人間社会というコミュニティ全体の健康の確保が必要であり、そのためには、地球という惑星（プラネット）の健康と、私たちの社会システムそのものの健康が必要なのだ。食は、地球と人類を媒介し、食べることを通じて人間の健康は地球の健康と接続する。食卓から人新世の健康について、考えていこう。

## 注

※1　アンソロポシーン（Anthropocene）は、日本語では「人類世」や「人新世」が訳語として使われてきたが、現在では、人新世が広く使われるようになっている。

## 参考文献

Steffen, W., Broadgate, W., Deutsh, L., Gaffney, O., and Ludwig, C. 2015. The trajectory of the Anthropocene: The Great Acceleration.

Szymanski, I. F. 2017. What is Food? Networks, Not Commodities. In M. C. Rawlinson and C. Ward（eds.）, *The Routledge Handbook of Food Ethics*. Oxfordshire: Routledge, pp. 7-15.

Whitmee, S., Haines, A., Beyrer, C., Boltz, F., Capon, A. G., Ferreira de Souza Dias, B., Ezeh, A., Frumkin, H., Gong, P., Head, P., Horton, R., Mace, G. M., Marten, R., Myers, S. M., Nishtar, S., Osofsky, S. A., Pattanayak, S. K., Pongsiri, M. J., Romanelli, C., Soucat, A., Vega, J. and Yach, D. 2015. Safeguarding Human Health in the Anthropocene Epoch: Report of The Rockefeller Foundation - *Lancet* Commission on Planetary Health. *The Lancet* 386（10007）: 1973-2028.

# おわりに

本書において筆者らは、人類の長い歴史を振り返り、定住と自給のパターンがいかに健康のあり方と関連しているかを示した。また、いくつかの事例を用いて世界のフードシステムについて考察し、食と健康と環境が強く結びつき、絡まり合った問題となっていることを指摘した。そして新興感染症の歴史を振り返ることで、食、健康、環境のトリレンマが形成される背景にある構造をつぶさにみた。

二〇一九年以降、新型コロナウイルス感染症の世界的な流行は私たちの日常生活に大きな影を落としている。しかし、本書第3章をお読みいただければ、このようなウイルスのパンデミックはいつか起こる事態とかねて予見されていたとわかるだろう。そして、ひとたび世界規模での流行が生じると、その制圧には多大な努力が必要であるということも、コロナ禍以前から広く理解されていた。パンデミックと対峙するためには医学や医療技術だけでは不十分であり、国際協調の枠組みがきわめて重要となる。健康的な生活を実現する前提には平和がある。

本書にはいくつかのメッセージが繰り返し現れる。そのひとつがシステム思考とその重要性である。一般に、科学とは物事を細分化し、単純化して因果関係を明らかにすることだと考えられている。

る。中学校の物理の授業で「ただし摩擦はないものとする」という表現を耳にしたことはないだろうか。現実の世界で摩擦がない状況などありえないが、このように仮定をおいたり、単純化したりすることで物事の本質をつかもうとする還元論主義的なアプローチは、近代科学のひとつの特徴である。病原菌の発見と、その後の生物医学の発展、特に抗生物質や予防接種の開発はこのようなアプローチの賜物でもある。

しかし同時に、私たちは、それだけでは問題を解決できない時代に生きている。感染症の機序が解明され、病原菌やウイルスの遺伝子配列が明らかにされ、ワクチンが効果的に開発されたとしても、やがて再び、新たな未知の感染症が発生し流行するだろう。なぜなら、新興感染症を発生させる構造は変わっていないからだ。過度の森林伐採による人間と野生生物の生活圏の重複や、効率と経済性を重視する大規模な工場型畜産は、明らかに新興感染症の温床であるが、それを是とする社会構造、すなわちグローバルな食のシステムが成立している限り、抜本的に構造が改革されることはないのである。本書第5章をお読みになったのであれば、そこで取り上げたラオスにおけるタイ肝吸虫症の事例と、このグローバルな食のシステムに起因する新興感染症の発生が、驚くほど類似の構造にあることに気がつくだろう。ワクチンや治療薬の開発は対症療法でしかない。コロナ禍という経験をへて、私たちは、システム思考に即して、私たちの健康を損なうシステムの構造に目を向ける必要があるだろう。

もうひとつのメッセージは、人間の健康と地球の健康のつながりである。環境を傷つけることは、結局、まわりまわって私たちの健康を傷つけることになる、ということについて、本書は繰り返し論じてきた。実際、第7章で述べたように、大気汚染のために毎年、膨大な数の人命が失われている。私たちは、人新世という人間の活動が地球システムに大きな影響を及ぼす時代を生きている。人新世において自分の健康は、地球という惑星の健康抜きには成立しえない。個人の健康が地球の健康と否応なく接続する時代に生きていると理解することで、私たちは新たな健康観を築くことができるだろう。

「はじめに」で述べたように、本書は人間文化研究機構広領域連携型基幹研究プロジェクト「アジアにおける「エコヘルス」研究の新展開」の成果物としてとりまとめられた。研究の遂行にあたっては、人間文化研究機構や総合地球環境学研究所のみなさんをはじめとして、多くの方にご協力およびご助言をいただいた。本書の内容については、プロジェクトにおける議論に支えられた部分が多く、プロジェクトをともに推進した国文学研究資料館、国立民族学博物館の研究ユニットのみなさんのご協力なしでは本書の執筆は難しかっただろう。また、京都府立大学和食文化学科において講義を担当させていただいたことは、本書の構想の直接的なきっかけとなった。これらの関係者のみなさんのあたたかなご支援に対して、著者一同、改めて心より感謝の意を表したい。

本書執筆時点（二〇二二年三月）において、新型コロナウイルスのパンデミックはいまだに収束の気配をみせていない。ワクチンの接種は進んだが、繰り返し発生する変異株のために感染の完全制圧には至らず、感染対策はいまだに高いレベルで保たれている。

この新型コロナウイルスによるパンデミックを最後のパンデミックとするためにも、人新世にふさわしい新たな健康観を構築していきたい。本書が、みなさんにとって、健康観を考えるきっかけとなるのであれば、筆者らにとってはこれ以上の喜びはない。

田村典江
蒋　宏偉
ハイン・マレー

## ■著者紹介

田村典江（Norie Tamura）
総合地球環境学研究所上級研究員
（2022年度より事業構想大学院大学専任講師）
京都大学大学院農学研究科修了、農学博士
専門は自然資源管理、コモンズ、農林水産政策

蔣　宏偉（Hongwei Jiang）
総合地球環境学研究所特任助教
（2022年度より大阪大学大学院人文学研究科助教）
東京大学大学院医学系研究科修了、保健学博士
専門は人類生態学、環境地理学、熱帯モンスーンアジア地域研究、エコヘルス研究

ハイン・マレー（Hein Mallee）
総合地球環境学研究所副所長・教授
（2022年度より京都府立大学文学部専任教授）
オランダ・ライデン大学修了、社会科学博士
専門は自然資源管理、森林ガバナンス、エコヘルス

## ■訳者紹介（第1章・3章・4章・7章）

小林優子（Yuko Kobayashi）
元総合地球環境学研究所 FEAST プロジェクト研究推進員
カナダ・ブリティッシュコロンビア大学 Asia Pacific Policy Studies 修士課程修了

地球研叢書
人新世の脱〈健康〉——食・健康・環境のトリレンマを超えて

2022年5月31日　初版第1刷発行

著　者　田村典江
蔣　宏偉
ハイン・マレー

発行者　杉田啓三

〒607-8494　京都市山科区日ノ岡堤谷町3-1
発行所　株式会社　昭和堂
振替口座　01060-5-9347
TEL（075）502-7500／FAX（075）502-7501
ホームページ　http://www.showado-kyoto.jp


印刷　モリモト印刷

ISBN978-4-8122-2123-5

＊乱丁・落丁本はお取り替えいたします。

Printed in Japan